ACHIM ACHILLES

Der Lauf-Gourmet

Schlanker, schneller, satter

WILHELM HEYNE VERLAG
MÜNCHEN

Wichtiger Hinweis:
Die Ratschläge in diesem Buch sind vom Autor und Verlag sorgfältig erwogen und geprüft. Sie bieten jedoch keinen Ersatz für kompetenten medizinischen Rat. Jeder Leser ist für sein eigenes Handeln selbst verantwortlich. Alle Angaben in diesem Buch erfolgen daher ohne jegliche Gewährleistung oder Garantie seitens des Verlags oder Autors. Eine Haftung des Autors bzw. des Verlags und seiner Beauftragten für Personen-, Sach- und Vermögensschäden ist ausgeschlossen.

Mix
Produktgruppe aus vorbildlich bewirtschafteten
Wäldern und anderen kontrollierten Herkünften
www.fsc.org Zert.-Nr. SGS-COC-001940
© 1996 Forest Stewardship Council

Verlagsgruppe Random House FSC-DEU-0100
Das für dieses Buch verwendete
FSC-zertifizierte Papier *München Super*
liefert Arctic Paper Mochenwangen GmbH.

Originalausgabe 07/2010

© 2010 Achim Achilles
© 2010 Wilhelm Heyne Verlag, München,
in der Verlagsgruppe Random House GmbH
© SPIEGEL ONLINE GmbH, Hamburg: S. 60–62; S. 148–150; S. 174–176
Redaktion: Susan Mücke
Umschlaggestaltung: Eisele Grafik-Design, München,
nach einer Idee von Anna Korolewicz
Satz: C. Schaber Datentechnik, Wels
Druck und Bindung: GGP Media GmbH, Pößneck
Printed in Germany 2010

ISBN: 978-3-453-60156-7

www.heyne.de

Inhalt

Intro

Appetithappen statt Gewissensbisse

Wer läuft, hat Hunger. Wer läuft, den quälen unentwegt bohrende Essensfragen: Heute mal athletisch korrekte Rohkost oder luftpolstersohlendick belegte Pizza? Verwandelt ein Waldlauf die Kohlrouladen in Muskelfleisch? Und wie sieht das perfekte Läufermenü aus, das schmeckt und tatsächlich mal satt macht? Schluss mit der Grübelei bei jedem Bissen. Der Lauf-Gourmet bringt Laufspaß und Esslust in Einklang, liefert Rezepte, Tipps, Tricks und jede Menge Spaß. Parole: Appetithappen statt Gewissensbisse. Denn wer gut isst, der läuft nicht unbedingt schneller – aber garantiert besser gelaunt.

Früher musste der Mensch laufen, um sein Abendbrot zu fangen. Nur schnelle und ausdauernde Steinzeitsportler brachten ein zartes Wildbret in die heimische Höhle oder ein paar Nüsse und Beeren vor hungrigen Zeitgenossen in Sicherheit.

Heute läuft der Mensch nicht zum Essen hin, sondern flüchtet davor, aus Angst vor Herzverfettung und flappenden Hüften. Aber die nächtliche Fressattacke kommt dennoch so sicher wie der Hungerast beim Marathon. Laufen und Essen, das sind zwei widersprüchliche Überlebenstechniken, die den Neandertaler mit Reiner Calmund verbinden, wenn auch in unterschiedlicher Reihenfolge.

Fakt ist: Weder eine Sommerserie geselliger Grillabende noch regelmäßige Trinkgelage sind mit dem idealen Wettkampfgewicht in Einklang zu bringen. Einer leidet immer – der Läufer. Entweder an Kohldampf oder Sodbrennen.

Ein unlösbares Dilemma?

Aber nein. Es gibt ja den Lauf-Gourmet, dessen Ziel lautet: Aussöhnung zwischen Hunger und doppelstöckigem Burger, zwischen Bestzeit und Buttercremetorte.

Hätte der große Laufmanitu gewollt, dass seine Anhänger nur Salatblätter essen, hätten sie auch Hasen werden können. Aber Läufer sind menschliche Wesen, getrieben vom dialektischen Doppel aus heiterer Disziplinlosigkeit und beträchtlichem Ehrgeiz. All diesen Sportsfreunden bietet dieses Buch Geschichten und Rezepte, Tipps, Tricks und Wissenswertes aus Kochtöpfen und Vorratsschränken.

Glaubt man Psychologen, dann ist es ganz einfach, Currywurst und Fitnesswahn zu harmonisieren. Der Mensch schließt einfach einen Vertrag mit sich: Jeder Genuss ist abzubüßen. 2000 Meter Tempotraining pro Pils, eine Stunde flotten Trab für Schweinebraten plus Extraknödel. So sollen Lebensfreude und Läuferleid im Idealgewicht bleiben. Aber wer glaubt schon Psychologen.

Ernährungsexperten empfehlen bewusstes Essen: Nährstoffreich soll es sein, kalorienarm, zugleich wohlschmeckend und sättigend. Leider ebenfalls realitätsfern. Wenn ich unlösbare Probleme haben will, krame ich Rubiks Zauberwürfel aus dem Kellerkarton.

Auch mit Studien kann man sich erfolgversprechend betrügen. Besonders beliebt sind wissenschaftliche Erkenntnisse zur segensreichen Wirkung von Schokolade, Fleisch und alkoholischen Getränken. Eine Studie der Harvard Medical School ermittelte, dass das nur im Rotwein enthaltene und Cholesterin senkende Antioxidans Resveratrol lebensverlängernd wirken kann. Die zahlreichen Flavonoide im Rotwein mindern Herz-Kreislauf-Risiken, bremsen Gefäßverkalkung und Zellalterung. Die University of California-Davis hat herausgefunden: Im Wein finden sich pflanzliche Verbindungen namens Saponin, die die Aufnahme von Cholesterin durch den Körper blockieren. Weil in einem Glas Rotwein aber nur die Hälfte der täglich verwertbaren Menge an Saponinen schwimmt, muss man natürlich zwei trinken. Bei so viel Turbowirkungen gehört Rotwein auf die Dopingliste, auf jeden Fall aber zu jedem guten Läufermenü.

Gesund genießen, abnehmen und dennoch gute Laune – diese Ziele vereinen die große Läuferfamilie. Und für alle gelten folgende Grundgesetze, ganz gleich, ob Olympionike oder Walkmemme, ob linksdrehender Veganer oder Kellenmeister an der Gulaschkanone:

❶ Verbrauche durch körperliche Aktivität mehr Kalorien, als du zu dir nimmst. 20 Minuten Trab durch den Stadtpark werden sich auf der Waage kaum niederschlagen; ein achtgängiges Belohnungsmenü hinterher allerdings schon.

❷ Kombiniere bewusstes Essen, Sport und viel Geduld. Wer dreimal pro Woche etwa eine Stunde läuft und seine Energieaufnahme konstant hält, verliert rund 200 Gramm wöchentlich. Das sind zehn Kilo im Jahr.

❸ Drei Nächte die Woche um neun ins Bett gehen. Wer schläft, der spachtelt nicht. Dass morgendliches Essen viel kalorienärmer sei als ein üppiges Abendbrot, gehört allerdings zu den ewigen Mythen der Ernährungswelt.

❹ Es gibt keine verbotenen Nahrungsmittel, aber unvernünftig große Portionen.

❺ Akzeptiere die bittere Wahrheit: Hüftgold geht nie am Stück, sondern so, wie es gekommen ist – Gramm für Gramm. Bei 10 Minuten gemächlichen Dauerlaufs verbrennt ein 60-kg-Läufer 81 Kalorien, sein 100-kg-Kollege 136 Kalorien; bei zügigem Trab sind es schon 125 oder 208 Kalorien. Um eine Tafel Vollmilch-Nuss-Schokolade abzutrainieren, muss man also eine Stunde wetzen, für eine Bockwurst gut die Hälfte, für eine Salamipizza 90 Minuten.

❻ Es gibt kaum Genuss ohne Gewichtsrelevanz. Wer die Menge der aufgenommenen Kalorien kleinrechnet, die Summe der verbrauchten Energie aber schönfärbt, wird enttäuscht. Würde Spazierengehen mit Stöcken, Snackvorräten und Trinkfässern schlank machen, hätten Walker ein Problem weniger.

❼ Nahrungsergänzung mit Magnesium, Eisen oder Zink ist eigentlich nicht erforderlich, wird aber dennoch von fast allen eingeworfen. Gut so: Alles was brodelt, sprudelt oder britzelt, trägt zu gefühlter Leistungsverbesserung bei. In Wirklichkeit gehören Multivitamine, Aminos und geheimnisvolle Eingeborenenwurzeln zur Familie der Psychopharmaka.

❽ Wenn nichts mehr hilft, dann den alten Trick auf der Waage anwenden: Ziehe den Bauch ein, halte die Luft an und denke an einen Kolibri. Und schaue anschließend in den Backofen, wie weit der käsetriefende Auflauf gediehen ist.

❾ Es ist nicht peinlich, bei der Ausgabe der Finishershirts ein »XXL« zu verlangen. Die Dinger sind wirklich enger geworden über die Jahre.

❿ Der Hunger ist wie eine Ehefrau – immer da, vor allem dann, wenn man ihn am wenigsten braucht. Das Läuferleben ist leichter, wenn du lernst, mit beiden auskömmlich zu leben.

Wie aber macht man den Hunger zu seinem Freund? Tapfer meditiere ich abends vor einem Glas Wurstwasser. Kühlschrank in Griffweite. Ich kann den Käseklotz riechen. Aber ich bin tapfer.

Und warte ein Viertelstündchen, bis ich die Tür aufreiße. Vielleicht greife ich diesmal aber auch zur Möhre.

Vor jedem einzelnen Bissen steht der Läufer schließlich wieder vor der Entscheidung: Twiggy oder Vielfraß? Wasser oder Wodka? Stundenlanges Zaubern am Herd oder ratzfatz den Plastikfraß in die Mikrowelle?

Ausgehend von den eigenen Stimmungsschwankungen nimmt dieses Buch Rücksicht auf launische Läufer: Für jede Gelegenheit des Läuferlebens gibt es schnelle und gemächliche, üppige, normale und praktisch kalorienfreie Mahlzeiten. Genießbar sind sie alle; davon hat sich Achilles in selbstlosen Versuchsreihen überzeugt. Klare Sache: Puls- und Eieruhr sind eben keine Gegensätze, sondern zwei Seiten ein- und desselben Läuferlebens.

1

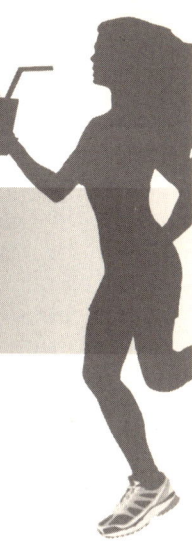

Der Läufertag

*Laufend und essend
zur Traumfigur*

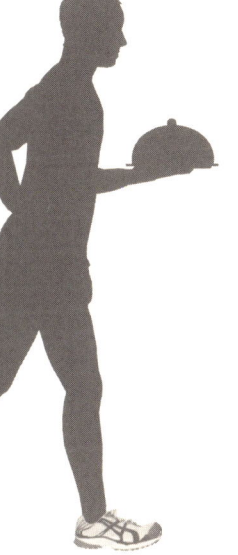

+++ ACHIMS TAGEBUCH +++

*6 Uhr
Von Magengrummeln aufgewacht.
Gegessen: 4 gedachte Croissants.
Getrunken: eine Schale Yogi-Tee.*

+++++++++++++++++++++++++

Der Feind in meinem Bier

Als guter Ökologe fahre ich natürlich mit dem Auto zum Training. Ich will die Umwelt ja nicht mit übermäßig viel ausgeatmeter Läuferluft verpesten. Mona stellt unser Auto gern mit nahezu leerem Tank vor die Tür. Es ist eine Art Stresstest. Wer hat die besseren Nerven; wer fährt länger mit der blinkenden gelben Tanklampe an den Zapfsäulen vorbei? An Trainingstagen freue ich mich unbändig über das Blinklicht. Denn das Warngelb gibt mir einen Grund, rasch noch zur Tanke abzubiegen. Früher wurde hier mal Benzin verkauft. Inzwischen ist die Tankstelle eine exzellent sortierte Läuferverpflegungsstation, und die Tankerei vor allem ein lästiges Übel.

Hätte mein Körper eine gelbe Lampe, sie würde ständig brennen. Das Auto hat Appetit auf Benzin, ich habe Appetit auf alles. Weil ja gleich Training ist, kann ich mir jetzt problemlos einen Schokoriegel, zwei Laugenbrezeln und ein Fläschchen Limo genehmigen, eventuell noch ein Eis dazu, aber nicht so ein kleines, das sofort wegschmilzt. Gewichtsprobleme? Ach was. Ich laufe mir den ganzen Kram ja gleich wieder runter.

Das Problem dabei: Der Läufer neigt dazu, seine ganz eigenen, mathematisch durchaus heiklen Berechnungen anzustellen. Das Grundgesetz lautet: Aufgenommene Kalorien werden prinzipiell gedrittelt, abzulaufende Kalorien dagegen locker verdreifacht. Laugenbrezeln, Eis, Limo und Schokoriegel zum Beispiel machen gefühlte, na ja, sagen wir mal 270 Kalorien, auch wenn es in Wirklichkeit wahrscheinlich an die 1000 sind. Im Training wiederum verbrenne ich gefühlte 2000 Kalorien. Irgendwo habe ich gelesen, dass ein 100-Kilo-Mann über 1500 Kalorien vernichtet, wenn er eine Stunde lang mit 15 km/h läuft. Zwar stimmen die 100 Kilo nicht, jedenfalls nicht ganz, und 15 Kilometer würde ich in einer Stunde bestenfalls auf Rollschuhen zurücklegen. Aber die 1500 nehme ich trotzdem, auch wenn das Training gerade mal die Hälfte verbraucht.

So stehen am Ende zwei völlig unterschiedliche Ergebnisse: Wenn man gefühlte 270 Kalorien zu sich nimmt, aber 1500 zu verbrauchen glaubt, dann bleibt ein sattes Minus von 800. Die kann man nach dem Training in Form eines prallen Käsetellers gleich wieder nachladen, plus Belohnungsbier natürlich.

Doch der Feind steckt in meinem Bier und wartet nur darauf, mich anzufallen. Denn die böse Realität sieht ganz anders aus: 1000 aufgenommen, aber nur 750 verbrannt, das ergibt ein Hüftplus von 250 Kalorien, das sich zusammen mit dem Mitternachtskäse auf über 1000 addiert. Da ein Kilogramm Hüftspeck aus etwa 11 000 Kalorien besteht, dauert es also ziemlich genau drei Monate, bis trotz eisernen Tempotrainings 1000 Gramm mehr aus der Stretchhose lappen.

Kalorien sind für den Läufer eine Bedrohung wie sonst nur Fußpilz und Walker und tückisch wie Herpesviren. Kalorien sind klein, unsichtbar, überall und ziemlich viele. Wenn man sie spürt, ist es längst zu spät. Dann haben sie sich längst ausgebreitet an Körperstellen, die man kaum verbergen kann. Und hinderlich sind sie auch. Auf zehn Kilometer bremst ein Kilogramm Körpergewicht um ungefähr 25 Sekunden. Ein Jahr lang Tankenstopp ist also ziemlich genau zu beziffern: mit zwei Minuten mehr auf der Uhr, was sich beim Marathon schnell zu einer Viertelstunde summieren kann.

Bleibt die große Glaubensfrage: Rechnen wir uns das Leben falsch, aber schön? Oder lassen wir uns von brutalen Zahlen terrorisieren? Wollen wir das Glück an der Zeitnahme verspüren oder am Riegelregal? Essen wir, um zu laufen oder darben wir, um ein wenig schneller zu wetzen? Fakt ist: Beides geht nicht. Aber wir versuchen es trotzdem immer wieder.

Fragen, Fakten, Tipps und Mythen rund um die Läuferernährung allgemein

Was ist unter ausgewogener Ernährung zu verstehen?
Ein Mix aus Milchprodukten, Fleisch, Getreide, Brot, Nudeln, Obst und Gemüse. Die Deutsche Gesellschaft für Ernährung empfiehlt, die tägliche Kalorienzufuhr zu 55 bis 60 Prozent aus Kohlenhydraten, 25 bis 30 Prozent aus Fett und 10 bis 15 Prozent aus Eiweiß zu bestreiten. Wichtig sind immer hohe Qualität und Frische, idealerweise in fünf Portionen Obst oder Gemüse aufgenommen. Vitamintabletten zählen nicht.

Benötigt der Läuferkörper Nahrungsergänzung?
Magnesium, Eisen, Zink, Selen oder andere angebliche Turbo-Treibstoffe sind ohne Nachweis eines Defizits nicht erforderlich, werden aber dennoch von fast allen eingeworfen.

Wie nehme ich besser ab – durch schnelle oder durch lange Läufe?
Immer gilt: Kilometer machen lohnt sich. Wichtig für die Gewichtsabnahme ist die wöchentlich zurückgelegte Gesamtdistanz; irrelevant ist dagegen, ob man die Strecke mit Energie aus der Verbrennung von Fett oder Kohlenhydraten bewältigt hat.

Soll ich lieber öfter kurze oder wenige lange Läufe absolvieren?
Mehr kürzere Trainingseinheiten sind immer besser als wenige längere.

Warum nehme ich trotz regelmäßigen Laufens nicht ab?
Regelmäßiger Sport erhöht auch die Muskelmasse des Körpers. Deshalb nimmt man gerade am Anfang möglicherweise gar nicht ab. Immerhin sollte der schlaffe Leib etwas straffer werden. Muskeln sind in jedem Fall gut. Sie verbrauchen mehr Energie als das übrige Körpergewebe. Dadurch erhöht sich der tägliche Energieverbrauch des Körpers, also der Grundumsatz an Kalorien.

Ich nutze Laufen als Rauchentwöhnungstherapie – warum nehme ich zu?

Wer aufgehört hat zu rauchen und trotz Sport zunimmt, sollte sich zunächst keine Sorgen machen. Nikotin regt den Stoffwechsel an. Deswegen nehmen die meisten Raucher zu, wenn sie aufhören. Kalorienärmere Lebensmittel können helfen.

Gibt es einen idealen Puls?

Nein, jedes Läuferherz schlägt anders. Ein Trainingspuls von über 150 Schlägen pro Minute ist bei den meisten Menschen völlig ausreichend, um die Kondition zu verbessern und das Gewicht zu reduzieren.

Warum kommt das Körperfett so schnell, verschwindet aber nur so langsam?

Fett ist wie Sonne: Theoretisch bietet es wahnsinnig viel Energie, praktisch aber nie dann, wenn man sie braucht. Der Körper will sein Fett nicht hergeben. Er hat über Jahrmillionen gelernt, überschüssige Kalorien an Bauch, Beinen und Po zu speichern, als Reserve für lange kalte Winter. Frühestens ab einer Stunde Laufen macht der Körper sein Fett locker.

Machen Vitamine schneller?

Mikronährstoffe – Vitamine, Mineralstoffe, Spurenelemente – liefern zwar keine Energie, sind aber dringend notwendig, damit der Motor nicht ins Stottern kommt. Sie ermöglichen und beschleunigen biochemische Prozesse, notwendig für die Energiegewinnung und das Immunsystem. Ausgewogene Kost beinhaltet alles Notwendige.

Kann ich auch laufen, wenn ich Kohlenhydrate reduziere?

Klar. Aber immer noch gilt: Kohlenhydrate sind der wichtigste Energielieferant für das Gehirn und die Muskeln.

Wie fühlt man sich länger satt?
Ballaststoffe sorgen für ein länger anhaltendes Sättigungsgefühl und sind hervorragende Vitaminlieferanten, am besten: Getreide, Hülsenfrüchte, Obst, Gemüse. Die Deutsche Gesellschaft für Ernährung empfiehlt, täglich mindestens 30 Gramm Ballaststoffe aufzunehmen. Das entspricht beispielsweise drei Scheiben Vollkornbrot und fünf Portionen Obst und Gemüse am Tag.

Wie entgeht man der Kalorienfalle?
Langweilig, aber wahr: Zum Kochen lieber Milch statt Sahne nehmen und dann mit Speisestärke andicken, Saucen mit püriertem Gemüse binden, Frittieren mit Erdnussöl.

Warum brauche ich Eiweiß?
Eiweiß ist für den Aufbau aller Körperstrukturen notwendig und beschleunigt die Regeneration nach einer sportlichen Belastung.

Wann soll ich die letzte größere Mahlzeit vor dem Training einnehmen?
Als Richtwert gelten in der Fachliteratur zwei Stunden. Danach ist die Magensäureproduktion nicht mehr so hoch, und man kann entspannter laufen. Aber Vorsicht, jeder Körper ist anders. Während der eine Läufer noch eine Stunde vor dem Laufen einen Schweinsbraten futtern kann, benötigt der andere drei Stunden zwischen Mahlzeit und Training – letztlich muss jeder für sich selbst ausprobieren, wie viel Verdauungszeit sein Magen benötigt. Es hängt auch davon ab, ob man Tempotraining plant oder harmloses Schlurfen. Um eigene Versuchsreihen kommt man nicht herum.

Sollte ich unterwegs essen, zum Beispiel Traubenzucker?
Wer nicht länger als eine Stunde am Stück läuft, muss währenddessen auch nichts essen.

Stimmt es, dass fünf kleine Mahlzeiten am Tag gesünder sind als drei große?

Nein, eine neue Studie der Eidgenössischen Technischen Hochschule Zürich behauptet das Gegenteil: Kleine Zwischenhappen machen eher dick. Die Wissenschaftler raten, jegliche Knabbereien zwischen Frühstück, Mittagessen und Abendbrot wegzulassen. Sie machen schneller träge und antriebslos.

Wenn ich an einem Tag beim Essen mal über die Stränge geschlagen habe, kann ich meinen neuen gesunden Ernährungsplan gleich aufgeben?

Aber nein. Auf keinen Fall gleich ans Kapitulieren denken. Bei der nächsten Mahlzeit einfach wieder die neuen, positiven Essgewohnheiten befolgen, das hebt die Moral. Selbst drei sündige Tage hintereinander werfen nicht gleich den ganzen Diätplan über den Haufen.

Stimmt es, dass Diäten schlank machen?

Nein. Wer nach dem Abspecken isst wie zuvor, hat die Kilos schnell wieder auf den Hüften. Schuld daran ist der Jojoeffekt.

Stimmt es, dass Laufen schlank macht?

Das muss nicht sein. Entscheidend ist die Energiebilanz. Wer zwar läuft, aber viel futtert, muss noch lange nicht dünner werden.

REZEPTE

SYMBOLE

 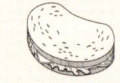 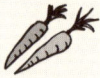

BACCHUS   OTTO NORMAL   TWIGGY

FRÜHSTÜCK

Das beste Rührei der Welt

(für 2 Personen oder einen hungrigen Achim)

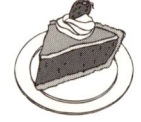

4 Eier (Größe M)
3 Esslöffel Sahne
Salz, Pfeffer
1 mittelgroße feste Tomate
4 Scheiben in Streifen geschnittener gekochter Schinken
1 Esslöffel Olivenöl

Eier aufschlagen, mit Sahne verrühren, salzen, pfeffern. Die Tomate vierteln, das weiche/wässrige innere Fruchtfleisch herausschneiden. So, dass man nur den festen Fruchtfleischmantel übrig behält. Das macht die Sache knackiger. Tomatenstücke zu den Eiern dazugeben. Öl in der Pfanne erhitzen. Schinkenstreifen dazu und ca. zwei Minuten heiß anbraten. Die Temperatur reduzieren, Eimasse in die Pfanne geben und bei niedriger Hitze ca. 10 Minuten garen. Ausdauer trainiert man ja auch nur beim langsamen Laufen – das Ei behält bei geringer Temperatur seinen

vollen Geschmack. Wer will, verfeinert es am Ende mit Schafs-
käse.

☛ Featuring Vitamine A, E und Mineralstoffe Calcium und
Eisen.

ALF DAHL, *Achilles-Läufer*

Beerenmüsli

(für 1 Person)

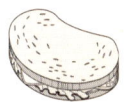

100 g Früchte-Müsli (ungezuckert)
150 g Joghurt
75 ml Milch (1,5 % Fett)
150 g gemischte Beeren (frisch oder tiefgekühlt)
1 TL Mandelkerne
Honig nach Bedarf

Das Müsli mit dem Joghurt und der Milch verrühren und die
Beeren hinzugeben. Die Mandelkerne hacken, über das Müsli
streuen, bei Bedarf mit Honig oder Ahornsirup süßen.

1 Glas 7 x 7-Kräutertee von Jentschura

49 Kräuter, Samen, Gewürze, Wurzeln und Blü-
ten bringen den Läufer auf Trab.

Gulasch von der Milchlammschulter

(für 4 Personen)

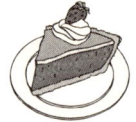

750 g Milchlammschulter
$^1/_2$ TL Paprikapulver
1 Prise Cayennepfeffer
3 EL Öl
4 Zwiebeln
1 grüne Paprikaschote
2 rote Paprikaschoten
2 EL Mehl
150 ml Rotwein
15 g Tomatenmark
$^1/_2$ TL Thymian
1 Becher saure Sahne

Das Fleisch in Würfel schneiden. Mit Pfeffer und Paprika bestreuen. Im heißen Öl kräftig anbraten und mit der Schaumkelle herausnehmen. Zwiebeln schälen, hacken, im verbliebenen Öl anbräunen. Paprika in Streifen schneiden, zu den Zwiebeln geben und kurz andünsten. Das Mehl darüberstreuen. Das Fleisch, den Rotwein, Tomatenmark, Thymian, Salz dazugeben und alles gut mischen. Bei geringer Hitze zugedeckt etwa 90 Minuten schmoren lassen. Zum Schluss die saure Sahne unterziehen. Mit Salzkartoffeln servieren.

☞ Ohne Fleisch kein Preis – Achim schwört auf die läuferische Wirkungskraft des tierischen Eiweißes. Hilft auf jeden Fall mentalmäßig.

PHILIPPE LEMOINE, *Küchenchef im Berliner Restaurant »Borchardt«*

Meeresfrüchterisotto

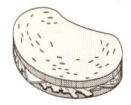

(für 4 Personen)

1 mittelgroße Zwiebel
1 EL Butter
2 Tassen Risottoreis
4 Knoblauchzehen
500 ml Hühner- oder Gemüsebrühe
1 kg frische Miesmuscheln mit Schale
(oder 500 g Muschelfleisch)
750 g frische Shrimps (roh, oder 500 g tiefgekühlte rohe Crevetten)
frisch geriebener Parmesan
4 EL Crème fraîche
1 EL gehackte Petersilie
Salz, weißer Pfeffer

Zwiebel fein hacken, in Butter glasig dünsten (eine große, beschichtete Pfanne ist am einfachsten, sonst Topf mit großem Durchmesser), pro Person ein halbes Glas Risottoreis (Arborio) und eine kleingehackte Knoblauchzehe (Keim in der Mitte entfernen) dazugeben. Eine Minute weiterrühren, mit etwas Hühnerbrühe ablöschen, so dass der Reis gerade bedeckt ist. Rühren, bis die Flüssigkeit verdampft ist, wieder etwas Brühe dazugeben und so weiter (insgesamt ca. 25 bis 30 Minuten). Nicht versuchen, die gesamte Flüssigkeit direkt dazuzugeben, es funktioniert nicht, das Risotto wird nicht sämig.

Falls frische Miesmuscheln verwendet werden, diese waschen, Bart entfernen, geöffnete Muscheln wegwerfen, falls sie sich nicht auf leichten Druck wieder selbstständig schließen. Ohne Zugabe von Flüssigkeit im fest verschlossenen Topf stark erhitzen, dabei öfter den Topf bewegen, anstatt umzurühren. 5 Minuten kochen, Flüssigkeit durch ein feines Sieb gießen und zum Reis dazugeben. Muscheln aus der Schale lösen, eventuell einige mit Schale zur Deko aufheben.

Shrimps von der Schale befreien, am Rücken einschneiden, den Darm entfernen.

Wenn der Reis fast gar ist (er sollte noch Biss haben) und die Flüssigkeit wieder einmal verkocht ist, frisch geriebenen Parmesan, etwas Crème fraîche, gehackte Petersilie, die Muscheln und die Shrimps unterrühren, mit Salz und weißem, frisch geriebenem Pfeffer abschmecken, sofort servieren.

Geht natürlich auch nur mit Muscheln, eventuell Tiefkühl (vorher langsam über Nacht im Kühlschrank auftauen, Flüssigkeit weggießen) oder nur Shrimps, vielleicht etwas Fisch (festes Fleisch, z. B. Lotte) oder gemischte, tiefgekühlte Meeresfrüchte.

Dazu einen grünen Salat.

TORSTEN OELSCHER, *alias Parisian,*
Chefkoch der Achilles-Läufercommunity

Fenchelknollen mit Möhrensaft glasiert

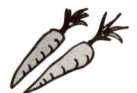

(für 2 Personen)

1 große Fenchelknolle (ca. 800 g)
4 EL Olivenöl
2 TL Fenchelsamen
100 ml Möhrensaft
Salz, frisch gemahlener Pfeffer
1 EL Honig
40 g Walnusshälften (besser weglassen, zu kalorienreich)

Die Fenchelknolle waschen und halbieren. Den Strunk herausschneiden. Reichlich Wasser aufkochen. Die Fenchelknollen darin 5 Minuten bei mittlerer Hitze leicht kochen lassen. Mit einem Schaumlöffel herausheben. Eine halbe Tasse Kochbrühe für die Soße aufheben. Das Olivenöl in einer großen Pfanne erhitzen.

Die Fenchelknollen darin braun anbraten. Die Fenchelsamen zugeben. Kochbrühe, Möhrensaft, Salz, Pfeffer und Honig verrühren. Zum Fenchel gießen, aufkochen lassen und 3 Minuten zugedeckt dünsten. Die Walnusskerne ohne Öl in einer beschichteten Pfanne leicht rösten und zum Servieren über den Fenchel geben. Fenchelknollen passen auch zu gegrilltem Fisch.

☞ Fenchel, gedünstet, als Tee oder Steak, löst bei Achim spontane Panik aus. Das Gemüse ist aber besser als sein Ruf.

ABENDESSEN

Camembert in Bierteig mit Preiselbeeren

(für 4 Personen)

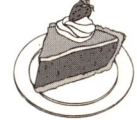

300 ml Bier
2 Eier
Mehl
4 Camembert
4 EL Semmelbrösel
etwas Butter
8 EL Preiselbeeren

Das Bier mit den Eiern verquirlen und Mehl unterrühren, bis der Teig zähflüssig wird. Camemberts in den Teig legen, Ober-, Unterseite und Seiten mit dem Teig bedecken. Anschließend in Semmelbröseln wälzen. In etwas Butter die Ober- und Unterseite der Camemberts in der Pfanne bei niedriger Hitze (Vorsicht, wenn's zu heiß wird, läuft er aus!) jeweils ca. 5 Minuten schön braun werden lassen.
Dazu Preiselbeeren, gemischten Salat und Weißbrot.

Hähnchenbrust im Kartoffelmantel

(für 4 Personen)

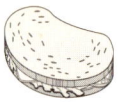

4 Hähnchenbrüste, à 160 g (ohne Haut und Knochen)
Salz, Pfeffer, Muskat
8 Scheiben Bacon
700 g Kartoffeln
100 g geriebener Käse zum Überbacken
80 g Kräuterbutter

Die Hähnchenbrüste waschen, trocken tupfen und mit Salz und Pfeffer würzen. Danach mit je 2 Scheiben Bacon umwickeln. Ein Backblech mit Backfolie auslegen und die Hähnchenbrüste darauflegen. Die Kartoffeln schälen und in hauchdünne Scheiben schneiden oder hobeln. Die Kartoffelscheiben dachziegelartig über die Hähnchenbrüste legen. Leicht mit Salz und Muskat würzen. Den Backofen bei 160 Grad (Umluft) vorheizen und auf mittlerer Schiene die Hähnchenbrüste im Kartoffelmantel 25 Minuten garen. Danach den geriebenen Käse auf die Kartoffeln verstreuen und noch einmal 5 Minuten damit überbacken. Dazu die Kräuterbutter und einen grünen Salat servieren.

☞ Das ist mein Lieblingsgericht, wenn ich zu faul bin, nach dem Kochen noch groß abzuwaschen. Ein Backblech ist doch einfacher zu spülen als mehrere Töpfe.

OLAF HAGEN, *Achilles-Läufer und Koch*

Mango-Walnuss-Quark

(für 4 Personen)

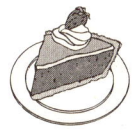

500 g Speisequark
100 g Sahne (oder Milch)
$^1/_2$ Zitrone (unbehandelt)
1 Päckchen Vanillinzucker
1 EL Weizenkeime
25 g Walnüsse
1 reife Mango
2–3 Stück bittere Schokolade
Zucker, nach Belieben

Quark mit der Sahne (oder Milch) glattrühren. Die Zitronenschale abreiben, die Zitrone auspressen und beides in den Quark
einrühren. Vanillinzucker und Weizenkeime unterrühren. Walnusskerne hacken, Mango schälen und in Würfel schneiden, beides
zum Quark geben. Schokolade über den Quark raspeln. Nach
Geschmack nachzuckern.

Fruchtiger Feldsalat mit Schinken

(für 4 Personen)

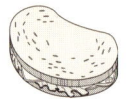

125 g Feldsalat
1 Orange
5 Scheiben Lachsschinken
$^1/_2$ EL Balsamico Bianco
2 TL Olivenöl
$^1/_2$ TL Honig
$^1/_2$ TL Dijon-Senf
2 EL Gemüsebrühe (oder eine 1 Prise Instant)
3 EL frisch gepresster Orangensaft
$^1/_2$ TL grob geschroteter grüner Pfeffer
2 EL frisch gehobelter Parmesan
1 EL Pinienkerne

Feldsalat waschen. Orangen filetieren, Lachsschinken in Streifen schneiden. Essig, Olivenöl, Honig, Senf, Brühe, Orangensaft und grünen Pfeffer verrühren. Mischen mit Salat, Orangen- und Lachs-schinkenstreifen. Mit Parmesan und Pinienkernen bestreuen.

1 halbe Birne

☞ Wegen der Enzyme. Übrigens: Die Schale kann ruhig mitgegessen werden, sie enthält viele Nährstoffe. Dass man sich gesundheitlich in Gefahr bringt, weil man Pestizide aufnimmt, ist aus wissenschaftlicher Sicht sehr un-wahrscheinlich.

Was in Kühlschrank und Speisekammer gehört

Das Wichtigste für Läufer

Mineralwasser und Apfelsaft
Bananen, Nüsse und Trockenobst (Rosinen, Aprikosen, Datteln und Feigen)
Toastbrot und Nudeln
Profis: Energieriegel und -gels, Kühlpacks, Ackerschachtelhalmextrakt
Achim: Rindersteak, Schwarzwälder Kirschtorte, Aminopulver
Harzer Käse und Sellerie (im Gefrierfach), unter dem Salat zwei Flaschen Not-Bier bunkern.

Obst, Gemüse, Salat

Davon können Läufer nie genug haben, saisonal frisch und abwechslungsreich.
Das sollte man immer im Haus haben: Äpfel, Zitrone
Kartoffeln, Knoblauch und Zwiebeln, Blattsalate

Milch, Milchprodukte, Eier

Magermilch, Magerquark, Joghurt und Kefir
Hüttenkäse, Limburger, Gouda, Parmesan (enthält besonders viel Calcium)
frische Eier (machen lange satt)

Fisch und Fleisch

Lachs, Makrele, Sardinen, Thunfisch haben besonders viele Mineralstoffe
Ein Suppenhuhn für klare Hühnerbrühe (macht satt und ist gesund)
magere Pute

Brot und Backwaren

Vollkornbrot, Vollkorntoast, Knäckebrot, Weißbrot

Nudeln und Reis

Vollkornpenne, Spaghetti (Hartweizengrieß), Dinkel-Pasta ist auch okay.
Naturreis, Schnellkochreis und Puffreis (gleich nach dem Wettkampf)

Getreide und Hülsenfrüchte

Müsli, Haferflocken, Vollkornflakes und Weizenkeime
Hirse, Amaranth, Sojabohnen und Linsen

Konserven

Gewürzgurken (für den Heißhunger), geschälte Tomaten

Fette und Öl

Butter, kaltgepresstes Olivenöl

Gewürze und Kräuter

wichtig und immer frisch: Basilikum, Petersilie, Rosmarin, Oregano, Thymian,
Salbei, Lorbeer, Muskatnuss
Essig, Meerrettich und Senf (Abwehrkräfte)

Getränke

Fruchtsäfte zum Mischen für Schorle, Rote-Bete-Saft (optimiert den Sauerstoffhaushalt), Gemüsesaft, Rotwein

Kaffee und Tee

Espresso (ist magenschonender als Kaffee)
Früchte- und Kräutertee, grüner Tee und Ingwertee

Süßes

Müsliriegel, dunkle Schokolade
naturbelassener Honig, Konfitüre (mit hohem Fruchtanteil)

Sündenkartei

Das sollte besser draußenbleiben: Kaffee, schwarzer Tee, kalte Süßgetränke
wie Limo, Cola, Eistee oder Malzbier (macht Durst), kohlensäurehaltige Getränke, Alkohol, Kartoffelchips, Süßigkeiten und Zucker, fette Wurst, Fleisch
und fetthaltiger Käse. Also alles, was Spaß macht.

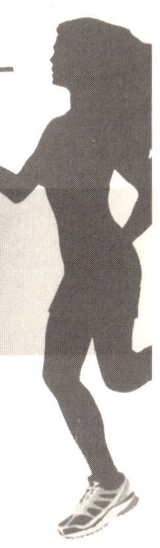

2

Was sollen wir trinken?

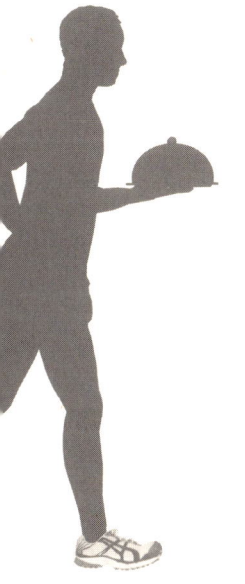

+++ ACHIMS TAGEBUCH +++

7 Uhr
Gedanken kreisen:
Laufen – ja oder nein?
Gegessen: 1 Birne (in dünne Spalten
gesäbelt),
1 Schale Haferbrei in Magermilch.
Getrunken:
ein Glas Traubensaftschorle.

++++++++++++++++++++++++

Die Trinker-Typologie

Trinken ist eigentlich ganz einfach: Sobald der Durst sich meldet, einfach ein Glas Wasser zu sich nehmen. Läufer allerdings, mit ihrem Hang, den Alltag zu verkomplizieren, machen auch aus einfachsten Alltagsvorgängen eine Wissenschaft. Dass Trinken nicht gleich Trinken ist, beweist die ultimative Trinker-Typologie.

Der Hydrophile

Schon von weitem zu hören an seinem gluckernden Bauch. Hat von seiner Partnerin eingeimpft bekommen, dass Wassermangel schlimmer sei als Atemnot. Läuft nie ohne Wasserflasche, nicht mal eine 400-Meter-Runde. Leert am Start noch tapfer eine Eineinhalb-Liter-Buddel. Ruiniert Bestzeit-Chancen, weil er in jedem Rennen alle Viertelstunde austreten muss, was besonders in den Häuserschluchten von Großstädten zu kreativem Versteckspiel führt. Autofahrer aufgepasst: Nicht jede Urinspur am Hinterreifen stammt von einem Hund.

Der Hydrophobiker

Fürchtet nichts mehr als Gewichtszunahme. Hat ausgerechnet, dass selbst der kleinste Schluck etwa 20 Gramm bedeutet und mithin 0,02 Prozent Tempoeinbuße. Die Lippen von Hydrophobikern krümeln vor sich hin; ihr Atem riecht nach Kanalisation. Der Wasserhasser kennt alle Studien, die besagen, dass zu viel Trinken Mineralstoffe ausschwemmt und Zelldruck krankhaft verändert. Pinkelt lieber Blut, als auch nur einen Tropfen zu sich zu nehmen. Nichttrinken gilt als Nachweis von heldenhafter Askese. Bestzeiten möglich, da der Hydrophobiker weder an Verpflegungsstellen noch hinter Bäumen stoppt.

Der High-Tech-Trinker

Ist täglich mindestens eine Stunde damit beschäftigt, sich sein Spezialgetränk millilitergenau anzumischen. Weil er den Fertigpulvern von Dr. Feil nicht traut, mixt der High-Tech-Trinker ausschließlich selbst: Drei Löffelchen Eiweiß, eine Prise Backpulver, ein Schuss L-Carnitin, alles mit einer Extradosis B_{12} abbinden und gefühlvoll im Shaker sämig schütteln. Geheimrezept natürlich. Deswegen Vorsicht, Sportsfreunde: Beim Training niemals einen Schluck aus der Hightech-Pulle probieren. Der Besitzer rastet aus. Bestzeiten schafft er trotzdem nicht: Wer den ganzen Tag Sportgetränke mixt, kommt ja kaum noch zum Trainieren.

Der Timing-Trinker

Hat mal eine Studie gelesen, dass der Zeitpunkt der Flüssigkeitsaufnahme das entscheidende Kriterium für Leistungssteigerung ist. Deswegen muss die Gattin beim Marathon exakt bei den Kilometern 11.7, 23.2 und 34.6 mit eigens vorbereiteten und in der Kühltasche gebunkerten Flaschen ausharren. Und wehe, die gute Frau verwechselt die Buddeln; dann ist aber was los. Bestzeit? Eher nicht. Der Ärger darüber, dass die Gattin wieder falsch gestanden hat und die viel zu warme Flasche ungeschickt anreichte, nimmt den nötigen Punch auf den letzten Kilometern.

Der Biertrinker

Der Neandertaler unter den Läufern. Verschreckt seine Laufkameraden, indem er am Abend vor dem Marathon vier Hefeweizen stürzt und am nächsten Morgen glasigen Auges und aus einer Zigarrenrauchwolke behauptet, er habe vor dem Einschlafen noch zwei halbe Liter getrunken, weil kein Dornkaat als Einschlafhilfe zu finden war. Schwankt auf den ersten zehn Kilometern wie ein Seebär, riecht wie Rudi Assauer, kommt aber mit zunehmender Strecke und nachlassendem Kopfschmerz immer besser in Tritt. Verlangt an der letzten Verpflegungsstelle bei Kilometer 38 nach einem Bier. Eilfertige Helfer holen ein Sixpack von der Tanke. Zieleinlauf mit Fahne. Aufsteigender Brechreiz bei den Helfern, die die Medaillen umhängen. Pöbeleien am Erdinger-Stand, weil nur Alkoholfreies ausgeschenkt wird. Bestzeit? Schon lange nicht mehr; dafür werden die Erzählungen von früheren Heldentaten mit jedem Bier phantastischer.

Der Glykämiker

Glaubt an die Wunderwirkung schneller Kohlenhydrate. Kreist bei seinen Trainingsläufen stets konzentrisch um Tankstellen, Kioske oder Ausflugslokale, um ständigen Nachschub mit Eis, Schokoriegeln und Fanta zu gewährleisten. Frühstückt vor dem Marathon in Spezi aufgelöste Gummibärchen, bettelt an den Verpflegungsstellen um Cola, gibt sich zur Not aber auch mit stark gesüßtem Tee zufrieden, mit dem er das klebrige Maltodextrin-Gel von der Mundschleimhaut zu spülen versucht, von denen er zwei Dutzend in einem Känguruhbeutel trägt. Zwei Kilometer ohne Zuckernachschub machen ihn psychisch fertig. Bestzeit? Nur, wenn die ganze Strecke mit Süßigkeitsanreichern gesäumt ist und Red Bull an der letzten Verpflegung ausgeschenkt wird.

Fragen, Fakten, Tipps und Mythen über optimales Trinken

Rund 50 Prozent unseres Körpers bestehen aus Wasser. 2,5 Liter Flüssigkeit braucht der Körper täglich, auch ohne Sport. Alkohol zählt nicht, sondern beschleunigt im Gegenteil die Dehydrierung. Etwa 2 Liter Flüssigkeit sollte der Mensch am Tag trinken, der Rest wird über die Nahrung aufgenommen, zum Beispiel aus Gemüse, Obst oder Suppen.

Muss ich mehr trinken, als ich ausschwitze?
Ja. Faustregel: Pro Liter Verlust etwa 1,5 Liter nachfüllen. Testhalber mal vor und nach dem Lauf wiegen. Die Differenz an Körperge-

wicht gibt den Flüssigkeitsverlust an, leider nicht den Gewichtsverlust. Beim Training verliert man pro Stunde bis zu 1,5 Liter Flüssigkeit, bei extremen Ausdauerleistungen können es an die 3 Liter Schweiß pro Stunde sein. Untrainierte bringen es nur auf 0,8 Liter.

Was soll das viele Wasser im Körper?

Unser Körperwasser wirkt als Kühlflüssigkeit. Unterwasserung bedeutet frühzeitige Übersäuerung und schnellere Ermüdung der Muskulatur. Bereits ein Wasserverlust von 2 Prozent vermindert die Leistungsfähigkeit. Ausdauersportler schwitzen im Alltag übrigens früher, weil sie eine effizientere Thermoregulation und eine höhere Anzahl an Schweißdrüsen haben. Bei manchen auch deutlich zu riechen.

Welche Temperatur sollte das ideale Post-Sport-Getränk haben?

Zimmertemperatur ist nie verkehrt. Warme Getränke kann der Körper schneller aufnehmen als eisgekühlte. In der kalten Jahreszeit also auch mal Früchte- und Kräutertees trinken.

Ist Kohlensäure schädlich?

Nein, aber lästig wegen der Schluckauf-Gefahr. Wer zu Wasser greift, nimmt optimalerweise kohlensäurearmes, denn die Kohlensäure übt einen leichten Dehnungsreiz auf den Magen aus – manche Läufer empfinden das als unangenehm. Andere müssen aufstoßen. Oder Schlimmeres.

Darf Traubenzucker ins Sportgetränk?

Traubenzucker kommt schnell in die Blutbahn und kann die Energiebereitstellung unterstützen. Es gibt Untersuchungen, die belegen, dass die Aufnahme einer süßen Flüssigkeit unmittelbar vor dem Training zu einer niedrigeren Produktion von Stresshormonen führt. Durch die höhere Konzentration von Traubenzucker im Blut bleiben auch die Reserven länger erhalten, so dass die Belastung insgesamt niedriger wird.

Soll man auch längere Läufe ohne Getränk bestreiten?
Wer nicht mehr als eine Stunde läuft, muss in der Regel unterwegs nicht trinken. An sehr heißen Tagen sollte, auch bei einer kürzeren Belastung, ein wenig nachgetankt werden. Aber Flaschen schleppen sieht dämlich aus und ist lästig. Wenn unterwegs der Durst kommt, findet sich an Friedhof oder Tankstelle immer ein Wasserhahn. Freaks hängen sich ihre Wasserflaschen unterwegs in einen Baum.

Reicht Wasser?
Na ja. Getränke sollten 6 bis 8 Prozent Kohlenhydrate enthalten. Wer länger als zwei Stunden läuft, muss auch den Salzverlust ausgleichen. Eine Prise Salz reicht oft schon. Mineralien sorgen zudem für verbesserte Flüssigkeitsaufnahme.

Kann sich der Läufer mit zu viel Wasser selbst ersäufen?
Die Hyponaträmie (Salzmangel) ist ein bekanntes und erforschtes Phänomen. Beim Schwitzen verliert man eben nicht nur Flüssigkeit, sondern auch wertvolle Mineralien, vor allem Natrium. Wenn man die Verluste ausschließlich mit Wasser kompensiert, kann es zu einer Blutverdünnung mit Natriummangel kommen. Diese Störung kann erhebliche neurologische Probleme verursachen und zum Tod führen. Das Phänomen ist besonders relevant an heißen Tagen, bei denen die Marathonis sehr viel schwitzen. Das Problem lässt sich denkbar einfach vermeiden, indem man bei sehr starkem Schwitzen eher zu Elektrolytgetränken oder noch einfacher zu verdünnter Apfelsaftschorle greift, ohnehin das beste isotonische Getränk. Isotone Drinks haben etwa die gleiche Konzentration an Kohlenhydraten und Elektrolyten wie das Blut.

Ist güldener Urin ein gutes Zeichen?
Eher nicht, sondern Beleg für Flüssigkeitsmangel. Urin sollte hell oder fast farblos sein.

Machen Sportgetränke dick?
Kann gut sein, vor allem, wenn sie ohne vorhergehenden Sport konsumiert werden. Viele Sportdrinks sind nämlich echte Kalorienbomben. Ein Kohlenhydratanteil von mehr als 80 Gramm pro Liter verschlechtert sogar die Flüssigkeitsaufnahme im Körper. Am besten sind 40 bis 60 Gramm und ein Natriumgehalt von 400 bis 1100 mg pro Liter. Hypertone Getränke machen eher mehr Durst, etwa Fruchtsäfte, Limonaden, Eistee, Cola, Energiedrinks, Malzbier. Auch Alkohol und stark koffeinhaltige Getränke sind schlecht geeignet.

Machen koffeinhaltige Getränke schneller?
Koffein zählte bis Ende 2003 zu den Dopingmitteln, der Grenzwert lag bei 12 mg Koffein/l Urin, was 6 Tassen Kaffee am Tag entspricht. Manche Freaks schwören auf Red Bull oder Cola auf den letzten Kilometern, andere flitzen schon beim Gedanken daran ins nächste Gebüsch. Einfach ausprobieren. Immerhin: Cola enthält große Mengen Zucker und damit reichlich Treibstoff. Dass das braune Getränk Fleisch auflöst, gehört übrigens zu den Mythen.

Stimmt es, dass Kaffee dem Körper Flüssigkeit entzieht?
Nach jeder Tasse Kaffee soll auch ein Glas Wasser getrunken werden, heißt es. Das schadet zwar nicht, ist aber auch nicht notwendig. Kaffee wirkt anregend auf Herz und Kreislauf und sollte deshalb nicht zum Durstlöschen verwendet werden, kann aber getrost in die Flüssigkeitsbilanz einbezogen werden.

Stimmt es, dass es schon zu spät ist zu trinken, wenn der Durst kommt?
Nein, der amerikanische Leichtathletikverband *Track & Field* hat seine Richtlinien radikal verändert: Erst trinken, wenn der Durst kommt.

Stimmt es, dass spezielle Sportgetränke meine Leistung steigern?
Isotone Getränke ersetzen bei Hochleistungssportlern bereits
während des Trainings auftretende Wasser- und Energieverluste.
Für den Breitensportler hingegen sind sie reinste Geldverschwen-
dung; mit Mineralwasser verdünnte Fruchtsäfte genügen.

Macht Pu-Erh-Tee dünn?
Der rote Tee aus China gilt als Fett-Killer und wird zum Abnehmen empfohlen, er soll antibakteriell und entschlackend wirken.
Scharlatanerie, sagt die Deutsche Gesellschaft für Ernährung: Pu-
Erh-Tee weist ein Spektrum an Inhaltsstoffen auf, das weitest-
gehend dem von Schwarz- und Grüntee entspricht und ist ebenso
ein Genussmittel. Bisweilen soll sich auch ein bedenkliches Bu-
kett von Pestiziden in exotischem Tee finden.

Steigert das in Energydrinks vorkommende Taurin die Leistung?
Taurin ist eine Aminosulfonsäure und wird bevorzugt in Leber
und Gehirn bedarfsdeckend gebildet. Der in der Stiergalle (lat.
taurus = Stier) in hoher Konzentration vorkommende Stoff muss
nicht mit der Nahrung zugeführt werden. Es ist nicht wissenschaftlich belegt, dass Taurin die sportliche Leistung fördert. »Stiergalle« klingt aber verheißungsvoll.

Stimmt es, dass umgeschnallte Trinkflaschengürtel total uncool sind?
Ja.

REZEPTE

Bananen-Shake

Reife Banane in kleine Stücke schneiden, mit Milch (oder Milch und Sahne) mixen.

Grüne Hexe: Salat-Saft mit Petersilie

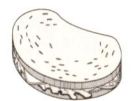

1 Romana- oder Eisbergsalat
1 Bund Petersilie
1 Apfel
1 Prise Salz

Strunk vom Salat entfernen. Den Salat zusammen mit der Petersilie (inklusive Stängeln) zu Bällen formen und in den Entsafter geben. Für den besseren Geschmack einen Apfel entsaften und dazugeben. Eine Prise Salz hinzugeben.

☞ Wenn der Petersiliensaft nicht schmeckt, kann man ihn auch prima als Spülung benutzen – sorgt für glänzendes Haar, sagen Experten.

Apfelsaftschorle

$1/_3$ Apfelsaft mit $2/_3$ natriumreichem Mineralwasser mischen.

High Glycemic Power

$^1/_8$ Teelöffel Traubenzucker in ein Glas Leitungs-
oder kohlensäurearmes Mineralwasser rühren.

WÄHREND DES TRAININGS

Cola, Saft, Limo, Eistee, Malzbier
(am besten abwechselnd)

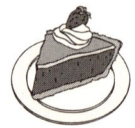

Verdünnte Saftschorle oder den
ULTRA Buffer von ULTRA SPORTS –
macht die Sportsfreunde neidisch.

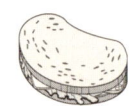

Leitungswasser mit einer Prise
Himalayasalz, dazu Zitrone,
für den Geschmack.

NACH DEM TRAINING

Achims Regenerationsdrink

Eine Handvoll Aspirin in Cola gelöst, mit Bier nachspülen.

Traubenmilch

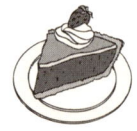

0,2 l Traubensaft
0,3 l fettarme Milch
Prise Salz

☞ Dazu ausreichend Mineralwasser trinken.

Achims Ayurvedischer Gewürztee

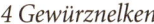

4 *Gewürznelken*
4 *schwarze Pfefferkörner*
$^1/_2$ *Zimtstange*
1 *Stückchen Ingwer*
4 *Kardamomkapseln (den Samen verwenden)*
$^1/_4$ *Liter Wasser*
1 *Prise schwarzen Tee*
Milch

Alle Gewürze in ein dünnes Stoffsäckchen packen, so lassen sie sich am Ende leicht entfernen. $^1/_4$ Liter heißes Wasser dazu und 25 Minuten kochen lassen. Dann etwas schwarzen Tee und ein Schluck Milch dazu. Nochmals aufkochen lassen.

☞ Oder einfach einen Beutel Yogi-Tee aufgießen, ziehen lassen, fertig.

Latte mit Karamell
(für 2 Portionen)

Karamellsirup
400 ml Milch
2 Tassen Espresso

Sirup an der Innenseite vom Latteglas herablaufen lassen, in beide Gläser je 50 ml kalte Milch einfüllen. Die restliche Milch erhitzen, mit dem Milchschäumer aufschlagen und dazugießen. Dann den Espresso in Maschine oder Kanne zubereiten, eingießen und mit dem Löffel noch eine Haube Milchschaum aufsetzen. Nach Bedarf mit Sirup und Zucker nachsüßen.

☞ Lecker, aber wahrscheinlich einmaliger Selbstversuch, den Durst mit Kaffee und Fetten löschen zu wollen.

Kefir Erfrischungsdrink

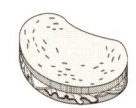

1 Salatgurke
1 Becher Kefir (500 ml)
Salz, weißer Pfeffer

Salatgurke waschen, die Kerne entfernen, in kleine Stücke schneiden. Kefir mit Gurkenstücken (nach Geschmack mit oder ohne Schale) pürieren, salzen und mit weißem Pfeffer würzen.
Alternativ: süß, mit Erdbeeren und flüssigem Honig zubereiten.
Der Fantasie sind keine Grenzen gesetzt.
Auch gut geeignet als Zwischenmahlzeit.

TORSTEN OELSCHER *alias Parisian,*
Chefkoch der Achilles-Läufercommunity

Granatapfelsaft

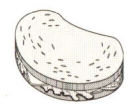

3 Granatäpfel
1 Orange
1 Esslöffel Grenadine

Granatäpfel waagerecht halbieren und mit den Orangen in der Zitruspresse auspressen. Nach Belieben Grenadine zufügen, auf Eis servieren.

☞ Schön purpurrot. Beim Auspressen aufpassen, dass man am Ende nicht die Küche neu streichen muss.

Rote-Bete-Saft mit Orange

1 mittelgroße Rote Bete, beschnitten und nach Belieben geschält oder eine Flasche Saft aus dem Reformhaus
2–3 Orangen

Die Rote Bete in Stücke schneiden und in einen Entsafter geben. Die Orangen auspressen. Die Säfte verrühren.

☞ Optimiert den Sauerstoffhaushalt, 200 Gramm enthalten 50 Prozent des Tagesbedarfs an Folsäure.

SPEZIAL

¹/₂ Liter Traubensaft

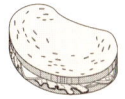

☞ Das trinke ich am liebsten, um die Kohlenhydratspeicher schnell wieder aufzufüllen.

ANDREAS BAIER, *24-Stunden-Ultraläufer*

3

Feind Alkohol?

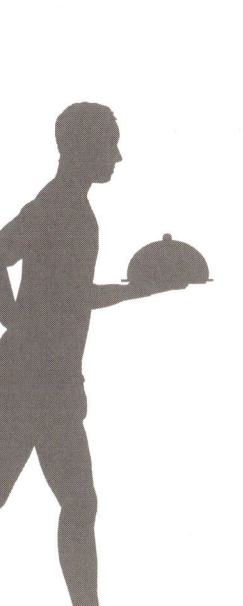

Genau!

+++ ACHIMS TAGEBUCH +++

9 Uhr
Lauffrage bis auf weiteres vertagt.
$^1/_2$ Tafel Vollmilch-Nuss-Schokolade
genascht (zwischen Kühlschrank
und Herd gefunden).
Getrunken: bislang nichts, würde
aber gern ...
vielleicht Rotwein zum Mittagessen?

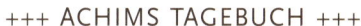

Der Kater-Schreck

Hobbyläufer Achim Achilles über das quasi-erotische Verhältnis zu seinem Apotheker, der aus seinem reichhaltigen Sortiment immer die richtigen Schmerzkiller hervorzaubert.

Andi ist mein größter Fan. Er sieht zwar eher so aus, als wäre er früher in der Schach-AG aktiv gewesen und nicht im Ruderklub, aber in meiner Leistungsklasse kann man sich seine Fans nicht aussuchen. Zumal Andi ein wirklich treuer Anhänger ist. Ich weiß gar nicht, ob er wirklich Andi heißt, er könnte auch Norbert oder Karlheinz sein. Egal: Andi, der Apotheker, das klingt gut und vertrauenswürdig. Ja, es gibt sie, die wahre Liebe unter Männern – zwischen Freizeitsportlern und Pharmazeuten; vor allem dann, wenn der Athlet mit zechbedingtem Brummschädel nach sofortiger Linderung sucht.

Ein in die Jahre gekommener Hobbyläufer hat ja schon alle Tricks probiert, um seine mäßigen Leistungen irgendwie zu steigern oder zumindest die Folgen ungesunder Lebensweise zu mindern. Erste Erkenntnis: Training hilft nicht viel, ist außerdem anstrengend und zeitintensiv. Zweite Erkenntnis: Selbst immense Ausgaben im Laufgeschäft führen nicht automatisch zu neuen Rekorden. Die Gewichtsersparnis durch ultraleichte Schuhe oder hauchzarte Laufhemdfasern kann die zweite Flasche Rotwein vom Vorabend nicht ausgleichen. Dritte Erkenntnis: Psychotricks helfen garantiert nicht. Da kann mir der Motivationsguru zehnmal erzählen, wie toll man sich nach einem lockeren Läufchen durch den Grunewald fühlt. Ein Blick aus dem Fenster genügt, um zu wissen: Es wird kalt sein und nass, es wird viel zu lange dauern, und es wird wehtun. Vierte Erkenntnis: Das heldenhafte Vorhaben, endlich gesünder zu leben, wird zuverlässig morgen begonnen, also nie.

Wenn aber weder Training, noch Shopping, noch Psyche, noch gute Vorsätze zu signifikanter Leistungssteigerung führen, was dann? Dann kommt mein Freund Andi ins Spiel. Er weiß was ich will: Laufen ohne Leiden.

Sein Schaufenster zum Beispiel dekoriert Andi jede Woche nur für mich. Er kennt meine geheimsten Sehnsüchte. Heute hat er ein total neues Kombipräparat ausgestellt: Vitamine und Mineralstoffe; nicht irgendwelche Sprudeltabletten, sondern geheimnisvolle Röhrchen mit Zaubermittel, sogar »bierverfügbar«. Was mag das sein? Nimmt man das statt Dornkaat zum Pils ein? Beim nochmaligen Hingucken löst sich das Rätsel: »bioverfügbar« steht da. Klassische Freud'sche Fehllesung. Schade. Aber trotzdem Grund genug, Andi mal wieder in seiner schmucken kleinen Pillenbude zu besuchen. War ja schon mindestens zwei Tage nicht mehr da.

Andi und mich verbindet ein quasi-erotisches Verhältnis. Wir verstehen uns ohne große Worte. Jeder kann dem anderen geben, was der am meisten vermisst: Ich kriege die neuesten Wundermittel, Andi mein Geld. Man kann mir vieles vorwerfen, nur eines nicht: dass ich nicht jedes Opfer bringen würde, den Apotheken-Standort Deutschland zu sichern. Seit Jahren unterstütze ich mein Training mit einer pharmazeutisch flankierten Mehrkanalstrategie. Ein radikales Abführmittel für das ideale Kampfgewicht, Nasentropfen zur gesteigerten Sauerstoffaufnahme, ein sündteures Vitamin-B-Präparat, um den Stoffwechsel zu befeuern und schließlich Zink-Eisen für die Ausdauer. Gegen den Kater wird flankierend Aspirin verabreicht, in der modernen magenschonenden Variante aus dem Einmal-Beutel.

Ich habe noch nicht mal den Ständer mit der völlig neuartigen klinisch getesteten Cellulitecreme passiert, da taucht mein kleiner Knubbel-Andi auch schon hinter seinem Tresen auf, lacht mich an aus seinem beuligen weißen Kittel und fragt nach meinem Trainingsstand. Ich werfe lässig mit einigen Zahlen und Strecken um mich, über die jeder Profi lachen würde. Aber Andi guckt ganz andächtig. »Neun Kilometer sind Sie gelaufen«, sagt er voller Ehrfurcht. Wie niedlich – er sagt immer noch »Sie«, obwohl wir schon so viel gemeinsam erlebt haben. Ich nicke beiläufig und verschweige den Umstand, dass ich über eine Stunde für die Strecke gebraucht habe und mächtig Schwierigkeiten hatte, im Schlussspurt die Großmutter mit dem Rollator noch einzuholen. Muss Andi ja nicht wissen. Er hält mich für eine Olympiahoffnung. Warum soll ich diese Illusion zerstören?

»Was ist das denn für ein Zeug da im Schaufenster?«, frage ich, »hilft das gegen Brummschädel?« Eilfertig verschwindet Andi in die hinteren Gemächer, dorthin, wo das Epo lagert, wovon er mich allerdings trotz allem Quengeln nicht kosten lassen will. Der Schlingel weiß, wie man mit den Gefühlen eines Läufers spielen kann. »Hier«, sagt Andi und schwenkt ein Beutelchen, »eine Probe, habe ich extra aufbewahrt, nur für Sie.« Gierig greife ich nach der Ware. Doch Andi zieht den Beutel weg. Er lässt mich zappeln, das Luder. »Magnesium und Mineralstoffe«, flüstert er, »ohne Wasser, direkt in den Mund, sofort im Blut.« Spontaner Speichelfluss, vor Glück. Genau das, was ich mir immer gewünscht habe. »Bioverfügbar?«, hauche ich. Andi nickt und reicht mir den Stoff.

Mit zittrigen Fingern reiße ich das Tütchen auf und schütte den weißen Staub auf die Zunge. Es britzelt aufregend. Einige Krümel fallen auf den Boden. Ich überlege, sie aufzulecken. »Und?«, fragt Andi. »Sagenhaft!«, entgegne ich. Die Kopfschmerzen sind schlagartig verschwunden. Das Zeug fährt mir direkt in die Beine. Ich spüre die Muskeln wachsen. Würde ich jetzt losrennen, hätte ich sofort eine neue Bestzeit. »Klein, mittel oder groß?«, will Andi wissen. Blöde Frage. Die große Packung natürlich, am besten die riesengroße. Mit diesem Zeug werde ich meinen beträchtlichen Trainingsrückstand in wenigen Tagen aufgeholt haben. Andi, ich liebe dich.

Fragen, Fakten, Tipps und Mythen zum Thema Alkohol

Dürfen Läufer Alkohol trinken?
Ja, sie dürfen. Bei manchen Lauftreffs müssen sie sogar. Geselligkeit ist ein nicht zu vernachlässigender Faktor im Training.

Ist mäßiger Alkoholgenuss womöglich sogar gesund?
Glaubenssache. Aber Achilles' liebste Studien haben gezeigt: Bier und Wein enthalten Stoffe, die eine positive Wirkung auf die Gesundheit haben können. Geringe Mengen (0,25 l Wein, bis 0,5 l Bier) schützen vor Arteriosklerose, wirken entzündungshemmend auf die Blutgefäße und erhöhen den Anteil des guten HDL-Cholesterins. Über 100 Studien aus den letzten 30 Jahren belegen zudem: Menschen, die regelmäßig Alkohol in kleinen Mengen und im Rahmen eines ausgewogenen Lebensstils genießen, sind durchschnittlich gesünder oder leben länger als die, die darauf verzichten.

Für das Fachgespräch beim Lauftreff hier ein paar Fakten:
Ein Liter Bier enthält nach Angaben der Brauereien ca. 920 Gramm Wasser, 554 mg Kalium (27 Prozent des täglichen Bedarfs Erwachsener), 96 mg Magnesium (45 Prozent), 37 mg Kalzium, 308 mg Phosphor und 44 mg Natrium. Bier aus Malz enthält Vitamine des B-Komplexes. Selbst Spuren von essenziellen Aminosäuren können nachgewiesen werden. Bier ist besser als sein Ruf. Britische Wissenschaftler fanden heraus: Im Blutplasma regelmäßiger Biertrinker ist 30 Prozent mehr Vitamin B_6. Das Vitamin verhindert die Bildung einer chemischen Substanz, die Herzkrankheiten verursacht. Außerdem fanden Wissenschaftler im Bier Xanthohumol, einen Stoff, der die Bildung von Krebs hemmen kann, was allerdings bisher nur im Tierversuch nachgewiesen wurde. Aber viele Läufer sind ja Tiere.

Was spricht gegen Alkohol?
Vor allem die hässlichen Bierbrüste, aber auch die mögliche Über-
belastung der Leber, die nicht nur als Entgiftungsorgan, sondern
auch als Glykogenspeicher dient.

Der gute Tipp: Wochenkontingente festlegen, die der Athlet
nach eigenen Wünschen einteilen darf. Wer sich fünf Bier (gleich
fünf kleine Gläser Wein) als wöchentliche Gesamtmenge erlaubt,
kann entscheiden, ob er die ganze Ladung am Samstagabend pi-
chelt, gelegentlich mal eins oder sich zehn Streckgetränke wie
Radler oder Weißweinschorle gönnt. Dann kommt man sogar
jeden Abend auf einen Drink. Im Notfall: Eisig kaltes alkoholfreies Bier geht ganz gut.

Laufen und Saufen – gibt es das?
Aber ja. Beim Marathon de Medoc und Marathon du Cahors
wird Rotwein an den Verpflegungsständen gereicht. Beim Marathon Deutsche Weinstraße werden als besonderes Highlight Ries-
ling-Schwämme zum Erfrischen ausgegeben. Aber Vorsicht:
Schlangenlinien verlängern die gelaufene Strecke bisweilen dramatisch.

Was macht Alkohol eigentlich mit dem Läufer?
Beeinträchtigt Koordination und Gleichgewicht, schränkt die
Urteilsfähigkeit ein, verlangsamt die Reaktionszeit, vermindert
Kraft, Schnelligkeit und Ausdauer. Die Blutgefäße werden erwei-
tert, weshalb das Herz größere Pumpkraft aufwenden muss. Muskeln, die beim Sport benötigt werden, werden dadurch unterver-
sorgt. Zudem sinkt der Blutzuckerspiegel, womit das Risiko des
Unterzuckerns steigt. Weil der Körper Kohlenhydrate als Brenn-
stoff benötigt, um Alkohol abzubauen, nimmt die Muskelkraft
während des Laufens ab. Die Körpertemperatur wird nur noch
mangelhaft reguliert, zugleich mehr Wasser ausgeschieden, was
die Gefahr der Austrocknung steigert und den Verlust von Mine-

ralstoffen beschleunigt, womit die Wahrscheinlichkeit eines Krampfes zunimmt. Weil die Risikobereitschaft steigt, wächst auch die Anfälligkeit für Verletzungen. Praktisch: das Schmerzempfinden ist vermindert. Für Leistungsläufer gilt: Möglichst 48 Stunden vor einem Wettkampf keinen Alkohol trinken. Um Dehydrieren auszugleichen und Kater in Maßen zu halten: immer reichlich Wasser dazu trinken.

Darf ich nach einem langen, harten Lauf ein, zwei Bierchen trinken?
Klar. Aber es ist hirnrissig, die Leber gleich nach dem Sport mit Alkohol zu schocken. Ein großer Teil der Energiebereitstellung im Ausdauersport kommt aus der Leber. Dieses Organ gut funktionell vorzubereiten, ist das Ziel jeden Trainings. Alkoholische Getränke verzögern zudem die Regeneration. Der Grund: Der Abbau von Milchsäure als Abfallstoff der Muskeln wird verlangsamt, weil die Leber erst mal den Alkohol abbaut. Zudem wird die Magnesiumbilanz verschlechtert und die Ausschüttung des körpereigenen Wachstumshormons reduziert (gilt ab 0,5 l Bier oder mehr als 0,25 l Wein).

■ TIPP: Nach dem Training nicht sofort Alkohol trinken, sondern zuerst Wasser oder ein Sportgetränk, um den Flüssigkeitsverlust auszugleichen. Außerdem etwas essen.

Und wenn man trotzdem mal zu viel getrunken hat?
Zuerst schämen. Dann reichlich Mineralwasser oder Fruchtsaftschorlen trinken, um den Flüssigkeitsverlust auszugleichen. Dem Appetit auf sauer eingelegte Lebensmittel wie Rollmöpse, Bratheringe oder saure Gurken nachgeben. Das Salz trägt dazu bei, den Mineralhaushalt wieder in Ordnung zu bringen. Alternativ hilft ein kräftiges Vollkornbrot oder deftiger Gemüseeintopf. Masochisten würgen einen herzhaften Sauerkrauttopf hinab – danach aber besser nicht laufen.

Stimmt es, dass ein Vollrausch die Kondition zunichtemacht?

Nein, beim Vollrausch geht keine Kondition verloren. Die Kondition entsteht aus dem Zusammenspiel von Herz, Kreislauf, Lunge, Blut und Muskeln. Ein einmaliger heftiger Alkoholkonsum bewirkt keine anhaltenden Schäden dieser Organe. Nach einem Saufgelage ist die Leistungsfähigkeit jedoch kurzfristig eingeschränkt, denn beim Stoffwechsel des Alkohols entstehen Abfallprodukte, und der Körper muss sie zuerst beseitigen, bevor man ans Laufen denken kann. Und wenn Sie zu häufig feiern, wird das Training zu kurz kommen. Dadurch wird die Kondition sicherlich leiden. Gut zu wissen: Der Weltklasse-Marathonläufer Antonio Pinto, der die Strecke unter 2:09 Stunden laufen konnte, trank nach eigenen Angaben mehr als einen Liter Wein am Tag.

Im Kalorienvergleich schneiden alkoholische Getränke schlechter ab als unalkoholische, stimmt das?

Nicht unbedingt. Zum Vergleich: Ein kleines Pils oder Kölsch (0,3 l: 126 kcal) hat weniger Kalorien als ein Glas Orangensaft (0,3 l: 130 bis 140 kcal).

Stimmt es, dass Bier viele Kohlenhydrate enthält?

Nein, Bier ist keine gute Kohlenhydratquelle. Eine kleine Flasche (0,33 l) enthält nur 11 Gramm Kohlenhydrate. Bier bremst vielmehr das Wiederauffüllen der Glykogenspeicher.

Stimmt es, dass Aspirin in Wodka aufgelöst Kopfschmerzen und Kater vorbeugt?

Nein. Das Einzige, was beschleunigt wird, ist der Magendurchbruch.

Macht Absinth blind?

Thujon ist ein starkes Nervengift, das Halluzinationen und epileptische Krämpfe hervorrufen sowie schwere psychische Schäden verursachen kann. Was in früheren Tagen an Absinth blind machte, war jedoch das Methanol. Der Bitterstoff Thujon hingegen, dem die Wirkung zugeschrieben wird, kommt in so geringen Dosen vor, dass er keine gesundheitlichen Schäden verursacht.

Stimmt es, dass man durch Joggen dünn und durch Wein und Bier dick wird?
Ja.

Wirkt ein Glas Sekt vor dem Marathon anregend?
Alkohol wirkt nur kurzfristig ermunternd, auf Dauer aber ermüdend.

Stimmt es, dass ein sechs Grad kaltes Bier dem Körper keine Kalorien zufügt?
Eine Legende besagt, dass die Kalorien im Bier egalisiert werden, weil der Körper ebenso viel Energie braucht, um das Getränk im Magen auf 37 Grad Celsius zu erwärmen. Ist Quatsch, aber die Story trotzdem sehr überzeugend.

REZEPTE

Orthomol und Vitasprint sind Achilles' Lieblings-Pharmaka, un-
verzichtbare Begleiter in Trainingszeiten und in Phasen harten
Mentalsports. Die Komposition des Granulats Orthomol enthält
all die Reizworte, die medizinische und nutritive Kompetenz aus-
strahlen. Sie sind Musik in Achims Läuferohren: »Orthomol Tendo
mit Glucosamin- und Chondroitinsulfat, Hyaluronsäure sowie
Omega-3-Fettsäuren, Antioxidanzien und weiteren essenziellen
Mikronährstoffen für die Sehnen.« Vitasprint dagegen beruht auf
der Kraft des Vitamins B_{12}, steht auf der Doping-Positivliste – ein
gutes Zeichen. Wenn Achilles am Trinkfläschchen nippt, fühlt er
sich mentalmäßig top, gestählt für Tempotraining und Laufgrup-
pentratsch.
Ortho und Vita wirken natürlich nur langfristig, nachdem man
ein halbes Vermögen investiert hat.
Als Cocktail ideal für die Läuferparty, Stimulanz vor dem Training oder Absacker danach.

COCKTAIL-KREATIONEN

GÜNTER WINDHORST, *Barkeeper*

ORTHOMOL

El Berry

15 g Orthomol
1 cl Holunderblütensirup
2 cl Limettensaft
10 cl Cranberrysaft
10 cl Ginger Ale

Den Boston-Shaker mit 6 bis 8 Eiswürfeln füllen, Orthomol und die Säfte hinzufügen.

Kurz und kräftig schütteln. Zügig in ein eisgekühltes Longdrinkglas abseihen und vorsichtig mit ca. 10 cl Ginger Ale auffüllen.

Tropic

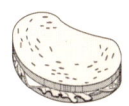

10 g Orthomol
1 Scheibe Ingwer (1 cm dick)
2 cl Zitronensaft
10 cl Ananassaft
10 cl Orange-Ingwer-Bionade

Den Boston-Shaker mit 6 bis 8 Eiswürfeln füllen, Orthomol und die Säfte hinzufügen.

Kurz und kräftig schütteln. Zügig in ein eisgekühltes Longdrinkglas abseihen und vorsichtig mit ca. 10 cl Orange-Ingwer-Bionade auffüllen.

Miss Marple on the Run

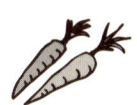

20 g Orthomol
4 cl Holunderblütensirup
4 cl Limettensaft
2 cl Roses Lime Juice
2 cl Apricot Brandy
2 cl Wray & Nephew's Overproof Rum
6 cl guter Jamaica Rum, z. B.: Myers's
12 Blatt frische Minze

Den Boston-Shaker mit 6 bis 8 Eiswürfeln füllen, die Spirituosen, Minze und die Säfte hinzufügen. Kurz und kräftig schütteln. Zügig in ein eisgekühltes Longdrinkglas durch ein feines Sieb abseihen. Minzstrauch als Garnitur.

VITASPRINT

Rumsprinter

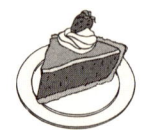

1 Flasche Vitasprint B$_{12}$
2 cl Sugarcane braun
2 cl Zitronensaft
2 cl Apricot Brandy
4 cl Jamaika Rum

Den Boston-Shaker mit 6 bis 8 Eiswürfeln füllen, Vitasprint und die restlichen Zutaten hinzufügen.
Kurz und kräftig schütteln. Zügig in einen eisgekühlten Tumbler abseihen.

First Fresh

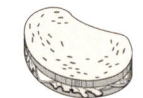

1 Flasche Vitasprint B$_{12}$
Saft zweier Grapefruits
20 schöne Minzblättchen
2 cl Pampelmousse Rose von Giffard
1 Fläschchen Soda 0,2 Liter von Schweppes

Den Boston-Shaker mit 6 bis 8 Eiswürfeln füllen, Vitasprint und die Säfte hinzufügen.
Kurz und kräftig schütteln. Zügig in ein eisgekühltes Longdrink-glas durch ein feines Sieb abseihen und vorsichtig mit dem Soda auffüllen.

Runners and the City

1 Flasche Vitasprint B_{12}
2 cl Cointreau
1 cl Limettencordial (Roses)
1 cl Limettensaft
2 cl Apricot Brandy
4 cl Cranberrysaft
4 cl Wodka

Den Boston-Shaker mit 6 bis 8 Eiswürfeln füllen, Vitasprint und die restlichen Zutaten hinzufügen.
Kurz und kräftig schütteln. Zügig in einen eisgekühlten Tumbler abseihen.

MULTAN, eiweißreiches Pulver

Italienische Woche

1 Löffel Multan
3 cl Mandelsirup
12 cl Rhabarbarsaft
12 cl Apfelsaft

Den Boston-Shaker mit 6 bis 8 Eiswürfeln füllen, Multan und die Säfte hinzufügen.
Kurz und kräftig schütteln. Zügig in ein eisgekühltes Longdrinkglas abseihen.

Felice

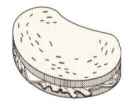

1 Löffel Multan
18 cl Ananassaft
6 cl Cranberry-Muttersaft (Rabenhorst)
6 cl Cranberrysaft Oceanspray
2 cl Limettensaft
2 cl Kokossirup Riemerschmidt

Den Boston-Shaker mit 6 bis 8 Eiswürfeln füllen, Multan und die Säfte hinzufügen.
Kurz und kräftig schütteln. Zügig in ein eisgekühltes Longdrink-glas abseihen.

Run-Thai

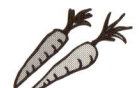

2 cl Ingwer
3 cl Lemongrass Cordial
18 cl Grapefruitsaft
6 cl Soda

Den Ingwer schälen und im Boston-Glas stampfen, mit dem Cordial (Zitonengras mit Holunderblütensirup und Limettensaft) und dem frischen Grapefruitsaft auffüllen. In das Boston-Glas nun 6 Eiswürfel füllen, kurz und kräftig schütteln. Zügig in ein eisgekühltes Longdrinkglas durch ein feines Sieb abseihen.

ALKOHOLREDUZIERTES

Glas Weinschorle ($\frac{1}{4}$ Liter) mit einer
Zitronenscheibe für die Vitamine
Ein Fingerhut Eierlikör
Gestrecktes Limo-Bier: Radler, Alster, mit Brause und Wasser

4

Kraft- und Ausdauerfutter für Trainingsweltmeister

Viel laufen und viel essen –
ohne dick zu werden

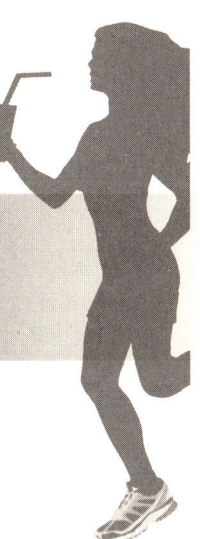

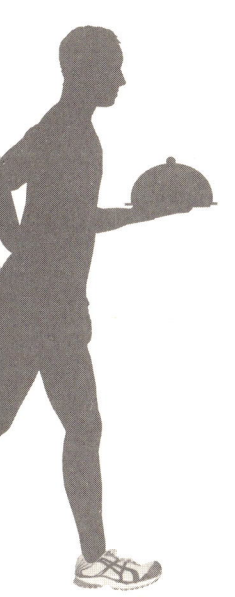

+++ ACHIMS TAGEBUCH +++

10 Uhr
Statt Snack von einer Kohlroulade
mit Kartoffelpüree geträumt.
Stattdessen:
200 Gramm Sellerie geknabbert.
Dazu zwei Gläser natriumreiches
Mineralwasser.

++++++++++++++++++++++

Der Klang des Eiweißdopings

Der treusorgenden Gattin sei Dank: Achim Achilles wird künf-
tig noch stärker, schneller und ausdauernder daherkommen.
Denn er konsumiert Massen an Eiweiß – zu seinem Bedauern
jedoch in Pulver- statt in Steakform. Auch verheimlichen kann
er es nicht.

Eine knappe Stunde Tempohärte trainiert. Alles brennt. Doch
Stolz ist stärker. Muskeln schreien nach Protein. Fasern zucken
vor Wachstumshunger. Jetzt ist der Moment, Eiweiß in den Läuferleib zu füllen, unmittelbar nach der Belastung. Achilles stählt
die Muckis mit der Siegerkombination: Erst durch Hammertrai-
ning Löcher in die Beine reißen und dann mit Power-Eiweiß wieder stopfen. Ich stelle mir das wie eine Art Muskelaustausch vor:
Der ganze alte Zell- und Faserkram kommt weg und dafür wird
neuer Stahl in alte Schenkelhautsäcke gefüllt. Hart statt Quark.
Aber Eile ist gefragt: Der Muskelaufbau durch Eiweißmast klappt
nur 30 Minuten nach der Belastung. Natürlich könnte ich eine
Flasche mit Eiweißdrink im Auto bunkern. Aber der Schleim
neigt zum Klumpen. Ist der Eiweißbrocken aber größer als ein
Stück Würfelzucker, baut ihn auch der stärkste Muskel nicht
mehr ein. Also nach Hause rasen. Aus dem Weg, elende Rad-
fahrer, Rentner, Nervensägen, Muskelverhinderer. Jede Sekunde
zählt. Sagt Mona. Und die muss es wissen.
Meine Bessergattin kam vor einem halben Jahr auf den Eiweiß-
trip. Sie hatte wieder mal ein Ernährungsbuch gelesen. Frauen
kaufen entweder neue Schuhe, sitzen beim Friseur oder hecheln
einem neuen Diättrend hinterher. In unseren Küchenschränken
türmen sich Pulver, Pillen und eingetrocknete Pampen – Zeug-
nisse von zehn Jahren Essterror. Jedes Mal wieder neue Hoffnung,
wie beim Hütchenspiel: Diesmal klappt es bestimmt.

»Eiweiß«, befahl Mona eines Tages. Prima, dachte ich. Spiegelei kann man nie genug essen, am besten mit einem türblattgroßen Steak obendrauf. »Verboten«, erklärte Mona und verordnete pflanzliches Eiweiß aus der Apotheke. Mist: staubiges Pulver statt saftiger Steaks, zum Frühstück, zwischendurch, auf jeden Fall immer nach dem Training. Jeden Morgen hoffe ich, dass meine Oberschenkel endlich die Jeans sprengen. Es ist kurz davor. Noch zwei, drei Tonnen Sojaprotein, und das Hosenbein legt sich freiwillig in den Altkleidersack.

Die Theorie ist ja auch überzeugend: Wer Kohlenhydrate in den Körper füllt, der liefert nur Treibstoff. Aber kein Trabi wird schneller, nur weil man ihn pausenlos betankt. Der Motor muss vergrößert werden, also die Muskeln. Und die brauchen Eiweiß zum Wachsen. Wenn ich am Bein haben will, was die Pute an der Brust trägt, also festes feines Muskelfleisch, dann hilft nur der Mona-Spezialdrink: Magermilch, Power-Eiweiß und etwas Alibiobst in den Mixer, alles durchpüriert und stoisch hinabgewürgt. Zu viel Eiweiß soll leider nicht gesund sein, habe ich neulich gelesen. Egal. Zu viel laufen ist ja auch nicht gesund. Und zu viel Warnhinweise lesen erst recht nicht.

Außerdem fällt bei uns ohnehin die Hälfte daneben. Wahrscheinlich zittert Mona morgens vor lauter Eiweißgier und schüttet immer die Hälfte neben den Mixer. Jedenfalls liegen nach jeder Eiweißorgie überall weiße Staubhäufchen in unserer Küche. Käme zufällig Christoph Daum zu Besuch, würde er sich sofort einen Strohhalm aus der Schublade kramen und akribisch die Fugen unserer Küchenfliesen durchsaugen. Heißa, so viel weißes Pulver überall. Ist ja wie früher. Immerhin würden seine Nasenmuskeln gewaltig anschwellen.

Eiweiß macht eben auch süchtig. Bodybuilder zum Beispiel. Und immer mehr Läufer. Das hört man. Eiweißdoping ist nämlich nicht zu verheimlichen. Was immer das gute Protein da im Verdauungstrakt anrichtet, es ist auf jeden Fall nicht zu überhören, schon gar nicht in der Laufgruppe. Man hat den Parkplatz noch nicht mal verlassen, da trötet schon der erste Athlet einen kernigen Eiweißfurz. Dieser Auftakt wird dutzendfach beantwortet und selten leise. Und so geht es den lieben langen Lauf lang. Drei Schritte, dann ein sattes Törööö. Wie bei Benjamin Blümchen.

Interessant, wie der Mensch mit seinem Blähen umgeht. »Sollte 'n Lied werden«, ist ja der Klassiker. Andere wiederum lachen künstlich laut und lange, damit man den zweiten nicht hört. Manche stellen sich taub, wenige neigen schließlich zum niederen Fäkalhumor.

Wäre alles lustig, wenn sich die geräuschvolle Eiweißverarbeitung auf die frische Luft beschränken würde. Leider nicht. Läufer bewegen sich ja durchaus auch mal in Aufzügen, Kantinenwarteschlangen oder beim Elternsprechtag. Dort dünsten sie dann mit den Proteinjunkies aus dem Fitnessstudio um die Wette. Und jeder müht sich, den anderen zu überriechen. Vergeblich. Denn mit Darmwinden ist es wie mit Kindern: Die eigenen gehen noch halbwegs.

Fakten, Fragen, Tipps und Mythen für Trainingsweltmeister

• Das Problem am jahrelangen Laufen: Eines Tages hat sich der Körper daran gewöhnt, dass man dreimal die Woche mehr oder weniger explosiv durch die Gegend zockelt. Man wird kein Gewicht mehr los, aber packt die Pfunde sofort drauf, wenn man mal eine Trainingseinheit ausfallen lässt. Also praktisch jede Woche.

• Ernährung hat großen Anteil am sportlichen Erfolg, dennoch gilt auch für leistungsorientierte Läufer: Normal Essen reicht. Der Mehrbedarf an Nährstoffen, auch bei Menschen, die täglich mehr als 90 Minuten Ausdauersport betreiben, wird durch normale, ausgewogene Ernährung abgedeckt.

• Vor dem Lauf empfiehlt sich kohlenhydratreiches Essen, aber: Die Mahlzeit sollte leicht verdaulich sein, das heißt nicht zu fettig und eher ballaststoffarm. Am Abend vor dem Lauf ruhig zuschlagen. Das stellt Energie bereit, und die Zeit reicht zum Verdauen.

• Säurehaltige Früchte wie Orangen, Grapefruit oder Rhabarber vor dem Training meiden. Die können Aufstoßen und andere Probleme verursachen.

• Man kann auch innerhalb der letzten Stunde vor dem Training leichte Sachen zu sich nehmen. Es ist besser, ein erträgliches Problem mit dem Magen zu haben, als ausgelaugt vom Tage auf dem Zahnfleisch durchs Tempotraining zu robben.

Soll man das Laufen mit leeren Speichern üben, also ohne Frühstück loslaufen?
Die ganz Harten schwören auf lange Läufe mit leerem Magen. Für die anderen ist es ratsam, vorher eine Kleinigkeit zu essen. Leistungssportler nehmen eine ordentliche Mahlzeit ein, verdauen anderthalb Stunden und gehen dann an die erste Trainingseinheit des Tages.

Soll ich unterwegs essen?
Marschverpflegung macht erst bei Läufen über drei Stunden Sinn. Achtung: Essen bedeutet Verdauungsarbeit und kostet Energie. Alles, was im Wettbewerb konsumiert werden soll, unbedingt im Training testen.

Erst duschen oder erst essen?
Generell gilt: Sofort nach dem Training bietet sich eine Kohlenhydrat-Eiweiß-Kombination an, z. B. Müsli oder einfach Brot. Das kann dann ruhig auch mal ein Baguette sein. Für Langsamduscher heißt das: erst essen.

Muss ich Eiweißpulverdrinks hinabwürgen?
Bei hoher Energieanforderung werden neben Kohlenhydraten und Fetten auch vermehrt Proteine herangezogen, um Energie zu gewinnen. Marathonadäquates Training verbraucht entsprechende Mengen. Der Proteinbedarf von Leistungssportlern im Ausdauersport ist daher erhöht. Gemessen an dem gesamten Energieaufwand ist der Proteinverlust jedoch eine zu vernachlässigende Größe. Bei einem Marathonlauf (2500 kcal) werden etwa 20 g Aminosäuren verbraucht. Ein Ausdauersportler muss also einfach ausgewogen und vielseitig nur so viel essen, dass sein Gewicht konstant bleibt. Dann wird auch jeglicher Aminosäurenverlust ausgeglichen. Hält sich natürlich keiner dran.

Tierisches oder pflanzliches Eiweiß? Oder Spiegelei?
Qualität zählt. Empfehlenswert ist ein Proteinmix, der zu zwei Dritteln aus pflanzlichen und zu einem Drittel aus tierischen Proteinen besteht.

Welche Mineralstoffe brauche ich unbedingt?
Bei hoher Trainingsbelastung steigert eine erholungsfördernde Ernährung mit Magnesium, Kalium, Aminosäuren und Zink die Leistungsfähigkeit, schützt vor Ausgebranntsein und Verletzungen. Die Regeneration nach anstrengendem Sport lässt sich beschleunigen, indem man direkt nach dem Training ein Stück Traubenzucker isst oder etwas Vergleichbares mit einem hohen glykämischen Index (Glyx bestimmt, wie schnell ein kohlenhydrathaltiges Lebensmittel auf den Blutzuckerspiegel wirkt).

Welche Lebensmittel fördern die Regeneration?
Wasserreiche Nahrungsmittel wie Kaltschale mit Obst, einfache Brühen, Gurken- oder Tomatensalat, Obst und Gemüse wie Spargel, Zucchini, Melone, Apfelsine, Ananas und Weintrauben.

Und wie nehme ich nun ab?

Tempowechselläufe lassen die Kalorien nur so wegbrennen, bis zu 200 Kalorien zusätzlich, außerdem unterdrückt das schnelle Laufen für ein bis zwei Stunden den Appetit.

Welche Wundermittel helfen wirklich?

Wer sich regelmäßig und vielfältig ernährt und über einen langen Zeitraum ein sehr gutes Training durchführen konnte, kann über die Investition in ergänzende Produkte wie L-Carnitin nachdenken. Das Zeug hilft zumindest psychologisch, weil bisweilen behauptet wird, es verbrenne Fett und steigere die Ausdauer. Keine seriöse Studie konnte bislang allerdings einen positiven Effekt von L-Carnitin bezüglich Ausdauerleistung und Fettverbrennung nachweisen. Wer glaubt, seine Leistung durch eine erhöhte Zufuhr von Vitaminen und Mineralien erhöhen zu können, isst einfach mehr Obst und Gemüse. Mineralien zu ergänzen, etwa Magnesium, ist zwar erlaubt, wer aber nach dem Training ausreichend trinkt und isst, gleicht die Konzentration von Mineralien im Blut innerhalb einer kurzen Zeit von selbst wieder aus.

Wie genau muss ich Essen und Trinken protokollieren?

Streber führen Tagebuch über Essgewohnheiten und Kalorienverbrauch, um selbst herauszufinden, was besonders viel Power fürs Training bringt, was nach dem Sport guttut und was aus dem Speiseplan gestrichen werden kann. Wer's braucht, soll's machen. Ich nicht.

Ich habe inzwischen bei jedem Bissen ein schlechtes Gewissen. Normal?

Gewichtsabnahme erleichtert natürlich das Laufen. Es ist dennoch ratsam und unbedingt zu beachten, dabei nicht zu übertreiben. Magersucht bei Läufern ist ein großes Problem. Ein niedriger Körperfettanteil für sich genommen ist noch nicht schädlich. Nur wenn er mit hormonellen Störungen oder anderen Beschwerden einhergeht, muss das Körpergewicht korrigiert werden. Wer aus gesundheitlichen Gründen zunehmen muss, sollte einfach mehr essen. Das Trainingspensum muss nur reduzieren, wer bereits unter gesundheitlichen Problemen leidet.

■ DER DIÄTTIPP DES JAHRES:

Sellerie, der ohnehin als ernährungsphysiologisch wertvoll gilt, wegen des hohen Gehalts an ätherischen Ölen. Die im Sellerie-öl enthaltenen Terpene hemmen das Wachstum schädlicher Pilze und Bakterien in Mund und Rachen sowie im Magen. Sellerie enthält viele Vitamine, wertvolle Mineralstoffe wie Calcium und Eisen, fördert dank des hohen Kaliumgehaltes die Entwässerung, wirkt allgemein kreislauf- und stoffwechselanregend. Außerdem ist er kalorienarm. Tiefgefroren genossen verbraucht das Kauen und Erwärmen im Körper mehr Energie als der Sellerie an Kalorien birgt.

Stimmt es, dass Kohlenhydrate böse sind?
Nein, sie sind Energiespender und machen mengenmäßig den größten Teil unserer Nahrung aus.

Gibt es den Nachbrenn-Effekt wirklich?
Ja, je häufiger trainiert wird, umso größer wird der Nachbrenn-Effekt. Das heißt, der Stoffwechsel ist nach dem Training noch einige Stunden aktiviert, so dass man auch in Ruhe mehr Kalorien verbraucht.

Stimmt es, dass ich bis zu drei Stunden nach dem Training nichts essen darf, weil sonst die Regeneration gestört wird und der Trainingseffekt vermindert?
Nein, gegen eine Mahlzeit nach dem Lauf spricht nichts, ganz im Gegenteil: Der Hunger wird größer, je länger man wartet.

REZEPTE

Rosinenbomber

lecker, aber nicht für jeden Magen geeignet

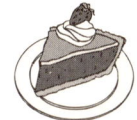

5 Rosinenbrötchen
mit Butter und Schokocreme

Bircher-Müsli

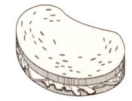

2 EL Haferflocken
6 EL Wasser
Saft einer halben Zitrone
2 EL Milch
1 Apfel
1 EL geriebene Nüsse
Rosinen, nach Geschmack

Die Haferflocken zwölf Stunden im Wasser vorweichen. Am Morgen mit dem Saft der Zitrone und der Milch gut verrühren. Den Apfel mit Schale dazureiben. Zum Schluss Nüsse und Rosinen darübergeben.

☞ Viele Ballaststoffe – bitte nicht direkt vor dem Lauf, sonst rebelliert der Magen womöglich.

Staudensellerie-Sticks

Selleriestangen achteln und auf 10 cm zuschneiden

☞ Soll angeblich auch in der Raucherentwöhnung helfen. Achtung, wirkt harntreibend.

1 TL Molke

EIWEISS SATT

Achims Rindersteak

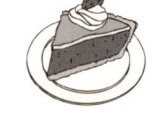

Rinderfilet kaufen (Achtung, so teuer wie ein Paar Laufschuhe), darauf achten, dass das Fleisch richtig gut und lange abgehangen ist. Fleisch sollte eher lila als rot aussehen, schon fast vergammelt. Mindestens so dick wie eine luftgepolsterte Laufschuhsohle. Gusseiserne Pfanne volle Pulle erhitzen, Fleisch rein. Achtung: spritzt. 30 Sekunden auf der einen Seite braten, wenden. Die bereits angebratene Seite salzen und pfeffern, nach 30 Sekunden wieder wenden und Flamme auf minimal runterdrehen. Ca. 2 Minuten auf jeder Seite schmurgeln lassen. Dann noch ein paar Minuten ruhen lassen.

Mona-Spezialdrink

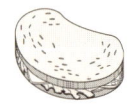

250 ml Magermilch
1 TL Power-Eiweiß
1 Handvoll Obst (nach Saison)

Alle Zutaten in den Mixer geben, durchpürieren und stoisch hinabwürgen.

Ein halbes hartgekochtes Ei

☞ Übrigens ist es nicht schädlich, jeden Tag ein
Ei zu essen. Studien haben gezeigt: Das Ei stellt
für einen gesunden Menschen keine Cholesteringefahr dar.

Karamellisierter Mandel-Kaiserschmarrn

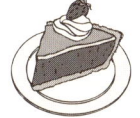

(für 4 Personen oder 2 Langstreckenläufer)

40 g Rosinen
Amaretto
80 g Mandelblättchen
6 Eier
150 g Zucker
250 ml Milch
200 g Mehl
150 g Butter

Vor dem langen Lauf: Rosinen etwa 2 Stunden in Amaretto ein-
legen. Mandelblättchen in einer trockenen Pfanne goldgelb rösten. Eier trennen und das Eiweiß mit einer Prise Salz steifschlagen. 50 g Zucker mit dem Eigelb schaumig rühren. Dann zuerst
die Milch und dann das Mehl dazufügen und glattrühren. Zum
Schluss das Eiweiß, die Rosinen (ohne den Amaretto) und die
Mandeln unterheben. In einer heißen Pfanne nach und nach den
Teig zu Pfannkuchen backen (dafür sind 50 g Butter gedacht)
und diese in der Pfanne mit zwei Pfannenwendern zerreißen. In
einer zweiten Pfanne 100 g Butter und 100 g Zucker zu Karamell
verrühren und den Schmarrn darin schwenken.
Dazu Apfelkompott oder Preiselbeeren.

☞ Absolute Belohnung für sich (und den Laufkollegen) nach einem langen Lauf, da hat man sich auch zwei Portionen verdient.

OLAF HAGEN, *Achilles-Läufer und Koch*

Sandwich mit Hähnchenbrust

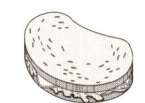

1 Hähnchenbrust
Öl, etwas Butter
Pfeffer, Salz
1 Stück Salatgurke
1 Vollkornbrötchen oder 2 Scheiben Vollkorntoast
1 Tomate

Die Hähnchenbrust in etwas heißem Öl braten, etwas salzen. Abkühlen lassen und in Scheiben schneiden. Gurke waschen, in dünne Scheiben schneiden (je nach Geschmack mit oder ohne Schale). Brötchen aufschneiden, mit Butter bestreichen und Gurkenscheiben darauf verteilen. Dann die Hähnchenbrustscheiben hinzufügen und mit frisch gemahlenem Pfeffer würzen. Dazu eine Tomate.

Wassermelonen-Kaltschale mit Minze

1,2 kg reife und aromatische Wassermelone
einige Blätter Minze (nach Bedarf)
Saft einer Zitrone
1 EL Johannisbrotkernmehl
nach Bedarf Zucker

Wassermelone schälen, entkernen, in Stücke schneiden. Mit Minzeblättern, Zitronensaft und Johannisbrotkernmehl in einem Mixer gut vermengen. Anschließend mit Zucker abschmecken. Im Kühl-schrank mindestens 2 Stunden kühlen. Vor dem Servieren noch einmal durchmixen und mit Minzeblättern dekorieren.

PHILIPPE LEMOINE, *Küchenchef im Berliner Restaurant »Borchardt«*

Einfache Gemüsebrühe

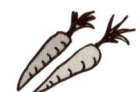

1 Bund Suppengrün
3 EL Olivenöl
1 mittelgroße Zwiebel
Lauch
1 l Wasser
Pfefferkörner, 2 Lorbeerblätter

Karotten und Sellerieknolle schälen, in Würfel schneiden und in etwas Olivenöl anbraten. Gehackte Zwiebel und in Scheiben ge-schnittenen Lauch dazugeben, anbraten, mit 1 Liter Wasser ab-löschen, ein paar schwarze Pfefferkörner und 2 Lorbeerblätter dazu, 45 Minuten im geschlossenen Topf kochen lassen, durch-sieben, abkühlen lassen.

☞ Je nach Geschmack eventuell verdünnen und immer erst kurz vor dem Servieren salzen – ich mag die Brühe geschmacks-intensiv und verdünne nicht.

TORSTEN OELSCHER alias PARISIAN,
Chefkoch der Achilles-Läufercommunity

Nahrungsergänzung

Blasentang, Grünlippmuschel, Hanföl, Kieselsäure, Magnesium, Zink – die Liste der Nahrungsergänzungsmittel ist unüberschaubar lang. Mittlerweile kann man so ziemlich jedes Mineral, jedes Spurenelement in Pulverform kaufen. Achim Achilles verrät, was die Wundermittel für den Läufer wirklich taugen.

Es gilt:

Richtig schnell macht nur viel Training – und die richtige Ernährung.

Kein Nahrungsergänzungsmittel konnte bislang den hundertprozentigen wissenschaftlichen Beweis erbringen, dass es wirkt. Wenn der Kopf allerdings Leistungssprünge verspürt, hat sich die Investition dennoch gelohnt.

Es mehren sich die Hinweise darauf, dass viele Supplemente sogar schaden, gerade wenn sie hoch dosiert sind. Vorher ärztlich beraten lassen.

Welcher Nährstoff wofür:

Regeneration: Magnesium, Kalium, Aminosäuren, Zink
Straffes Bindegewebe: Vitamin C, Kieselsäure
Starkes Immunsystem: Zink, Selen, Omega-3-Fettsäuren, sekundäre Pflanzenstoffe wie Carotinoide und Flavonoide

Mangel erkennen:

Magnesium: Nächtliche Muskelkrämpfe, -zuckungen und -zittern, Schlaflosigkeit, Leistungsstagnation und häufige Kopfschmerzen. Kann auch beim trainierten Sportler gelegentlich zum Problem werden.

Eisen: Man ist ungewöhnlich müde und träge, nur vermindert leistungsfähig, eingerissene Mundwinkel, gestörtes Haar- und Nagelwachstum sowie eine bleiche Hautfarbe. Vor allem bei Frauen und Vegetariern kann es zu Defiziten kommen, die das Laufen noch verstärkt. Vitamin C fördert die Eisenaufnahme im Körper.

Zink: Symptome sind weiße Flecken auf den Fingernägeln, eine verzögerte Wundheilung, Haarausfall, Müdigkeit und häufige Erkältungskrankheiten.

Natrium: zeigt sich in erhöhter Herzfrequenz, Krämpfen, Übelkeit, Erbrechen und raschem Überlastungsgefühl.

Elektrolytgetränk

Ein Elektrolytgetränk, angereichert mit Kohlenhydraten und Natrium, kann bei langen Ausdauerbelastungen sinnvoll sein. Verdünnen schadet nicht. Wenn der Drink zu hoch konzentriert ist, entzieht er dem Körper Wasser. Das kann zu Übelkeit und Erbrechen führen.

Isotonische Getränke

Isodrinks sind für den Breitensportler unnötig. Stattdessen Apfelschorle trinken.

Creatin

Creatin wird in der Muskulatur gespeichert und bindet Wasser. Bei plötzlichem Auffüllen der Depots schwellen die Muskeln an, aber nur mit Wasser, nicht um Muskelmasse. Muskelzuwachs nach Creatin-Einnahme ist, leider, eine optische Täuschung.

L-Carnitin

Einige Studien suggerieren, dass es die Leistung steigert. Als ein Wundermittel gegen Fettpolster, wie es vielfach propagiert wird, ist L-Carnitin auf keinen Fall zu sehen. Die Einnahme kann, wenn überhaupt, nur in Verbindung mit Sport wirken (Fettverbrennung bei längeren aeroben Ausdauerbelastungen). Erst wer sich sehr gut ernährt und gut trainiert, sollte über L-Carnitin nachdenken.

5

Wenn der Heißhunger kommt

Der kleine Teufel zwischendurch

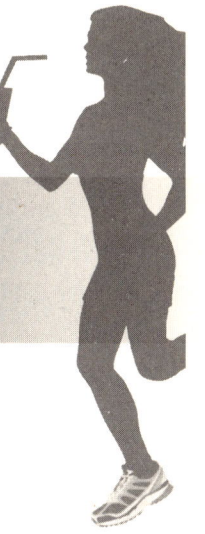

+++ ACHIMS TAGEBUCH +++

10.30 Uhr
Mir ist schlecht.
Gegessen: ein halbes Glas saure Gurken –
soll den Heißhunger bekämpfen.
Getrunken: 1 Tasse Cappuccino mit extra viel Sprühsahne.

+++++++++++++++++++++++++

Geschmack wie eine durchgeschwitzte Socke

Auf die richtige Ernährung kommt es an im Sport. Munden müssen die Gerichte und Getränke freilich nicht. Hauptsache, sie machen einen fit. Selbst, wenn es einem schon mal den Magen verdreht. Wie unserem Achim.

Mir ist schlecht. Ich habe eine Ackerschachtelhalm-Vergiftung. Das Zeug schmeckt wie eine durchgeschwitzte Läufersocke, die ein Vierteljahr unentdeckt in einer Plastiktüte vor sich hin weste. Aber das Zeug ist irre gesund – für Sehnen, Bänder und Knorpel. Und total bioverfügbar obendrein. Ich bin süchtig nach Ackerschachtelhalm. Beschert mir ein Runner's high nach dem anderen.

Neulich kam ich in den Genuss eines Vortrags des Mediziners Wolfgang Feil – Läuferfortbildung. Feil ist ein Hexer. Auf sein Kommando steht ein ganzer Saal auf, kreuzt Arme und Beine, trommelt auf sich herum und spürt sofort das wohltuende Gefühl, in die tiefsten Geheimnisse des Laufkosmos' eingeweiht zu werden. Wenn man Überkreuzübungen macht, kann man sich Sachen besser merken. Zum Beispiel, wie all die Pillen und Pulver und Säfte heißen, die Doc Feil zu Gucci-Preisen verscherbelt; Ackerschachtelhalm zum Beispiel.

Irgendwie kommt Feil mir bekannt vor. Kann es sein, dass er in einem vorigen Leben »Jürgen Höller« hieß, der zu Zeiten des Börsenbooms gute Ratschläge für sehr gutes Geld erteilt hat? Oder war es Pastor Fliege? Egal, Hauptsache Erweckung, bis der Meniskus pocht. »Sieger-Ernährung« verspricht Feils Vortrag. Und ich Trottel dachte immer, Laufen hätte was mit Training zu tun.

Feil ist ein Fuchs. Er weiß genau, was den Läufer quält: Übergewicht, Müdigkeit, Heißhunger, Schneckentempo und natürlich jede Menge Verletzungen. Und für all diese Sorgen hat er seine

Medizin, ganz zufällig aus seinem kleinen Pulverschuppen. Die Mixturen sind so geheim, dass der nächste James-Bond-Film bei Feil in Tübingen gedreht werden könnte. Titel: »007 jagt Dr. Ami-No«.

Aber auch Feils Gratistipps machen den Hobbyläufer schon bedeutend schneller. Zum Beispiel der Ratschlag für Heißhunger, der uns ja praktisch stündlich durchfährt. Einfach Gewürzgurken essen, sagt Feil. Potzblitz, er hat Recht. Nach der zwölften Spreewaldgurke ist mir so schlecht, dass ich den Hunger tatsächlich vergesse. Man hätte allerdings auch eingelegten Sellerie nehmen können.

Wenn man sich vom inwändigen Gurken-Gau erholt hat, ist es dringend Zeit, seine Schwermetalle abzuwerfen, schon wegen der Gewichtersparnis. Erbsen, Rosenkohl und Brokkoli sind ideale Magneten dafür. Außerdem ist dann mehr Platz für das Zink, das Feil zu naschen empfiehlt. Als Trumpf rät er schließlich, den »Bor-Joker« zu spielen. Ideales Bor-Futter ist Soja. Dazu ein paar Weizenkeime, und die neue Bestzeit ist gebongt.

Sodann gilt es, das innere Feuer zu erhöhen, predigt Flitze-Feil. Mehr Gewürze, vor allem Ingwer. Jeden Tag ein Stückchen kauen, und ab geht die Luzi. In Monas Yogabuch steht zwar, dass Gewürze schlecht sind fürs Karma. Aber Yogis laufen ja auch nicht; die verknoten sich auf der Stelle. Jede Wette, dass die Feils Supertipp beherzigen, »einfach auch mal auf den Dünndarm zu schauen«. Ich sollte mal wieder stretchen.

Sollte der viele Ingwer innere Blutungen verursacht haben, kontern wir mit einem entzündungshemmenden Spezialmenü: Erbsen mit Zwiebeln, dazu Traubenkerne und eine Tasse grünen Tee. Das einzige Problem: Der Feil-Fan hat den ganzen Tag irgendwelches Grünzeug in sich hineingestopft, aber noch keinen vernünftigen Happen gegessen.

Der kommt jetzt. Zur Auswahl stehen Hirse, Haferflocken oder Kartoffelschalen, alles vorzügliche Kieselsäurespender. Wir können es aber auch ekliger haben, dafür teurer. Womit? Richtig:

Ackerschachtelhalm. Für den Genussläufer wäre zu überlegen, ob man den Schachtelhalm nicht dekorativ in einer Flasche Wodka unterbringt. Man muss vorher nur den Büffelgrashalm raus-nehmen.

Ein guter Schluck davon tut allemal Not, allein schon, um die Magenwände vorzubereiten auf die Aminosäuren-Dröhnung, die umgehend folgt. Wem dann immer noch nicht schlecht ist, der knallt sich noch einen halben Teelöffel Backpulver in die Trink-flasche, also Natrium pur. Das ganze mit lecker Gurkenwasser aufgefüllt, und schon ist er fertig, der Turbodrink gegen den klei-nen Heißhunger, der sich bestimmt bald wieder meldet. Wenn man auf dem Weg zu seinem Kampfgewicht ist, kann man ja nicht einfach »einen ganzen Hamburger in 20 Minuten runter-schlingen«, meint der Doc. Da hat er Recht. Drei Minuten rei-chen völlig.

Fakten, Fragen, Tipps und Mythen rund um den Heißhunger

Als Heißhunger bezeichnet man den plötzlich einsetzenden ex-tremen Drang, sofort zu essen. Mitunter kommen körperliche Symptome wie Zittern und Schweißausbrüche hinzu. Häufig be-steht ein starkes Verlangen nach Süßem oder nach einem ganz bestimmten Nahrungsmittel. Ob Appetit oder echter Hunger ist egal; gegessen wird, was die Küche hergibt. Achims Favoriten: saure Gurken, Nüsse, Käse, Chips, Schokolade, Sprühsahne – gern auch gleichzeitig.

Ist Heißhunger nur eine Sache des Kopfes?
Mediziner unterscheiden drei Formen von Heißhunger: den kör-perlich bedingten, den psychisch bedingten und eine Misch-form. Der körperlich bedingte Heißhunger signalisiert in den meisten Fällen, dass der Blutzuckerspiegel stark abgefallen ist.

Psychisch bedingter Heißhunger wird nicht durch einen körperlichen Mangel, sondern häufig durch Stress und negative Emotionen ausgelöst. Sättigungsgefühle werden von einer verstärkten Serotoninausschüttung begleitet. Serotonin gilt als stimmungsaufhellend.

Sollte man immer ein Stück Traubenzucker in der Tasche haben?
Wenn das Glykogen, also der Kohlenhydratvorrat des Muskels, aufgebraucht ist, wird vermehrt Glucose aus dem Blut entnommen. Deshalb müssen die Glykogenspeicher rechtzeitig gefüllt werden. Am schnellsten steigt der Zuckerwert durch stark zuckerhaltige Nahrung. Traubenzucker geht besonders schnell ins Blut.

Woher kommt der Hungerast?
Plötzlich auftretendes Hungergefühl, Schwindel, Übelkeit und Kraftlosigkeit während körperlicher Belastung ist bekannt als Hungerast. Heißhunger kann durch Einfachzucker und Weißbrot begünstigt werden. Während Diäten kann es zu Heißhungeranfällen kommen, da der Körper den Kalorienverlust wieder ausgleichen will. Es gibt auch hormonell bedingte Heißhungeranfälle, zum Beispiel in der Schwangerschaft. Wer mehrmals die Woche ernsthaft trainiert, zum Beispiel für einen Halbmarathon oder Schlimmeres, wird praktisch ununterbrochen von Hunger geplagt.

Was ist Bulimie?
Regelmäßige Ess-Brech-Anfälle gelten als Essstörung – in diesen Fällen geht die Kontrolle über die Nahrungsaufnahme während eines Anfalls völlig verloren. Dringend einen Arzt aufsuchen.

Ist ständiger Heißhunger ein Zeichen von Unterernährung?
Sportler benötigen mehr Energie: Heißhunger kann ein Zeichen dafür sein, dass man zu wenige Kalorien täglich zu sich nimmt.

Die sogenannten komplexen Kohlenhydrate (Mehrfachzucker) halten den Blutzuckerspiegel stabil und schützen vor Fressattacken. Kartoffeln, Gemüse, Nudeln, Reis, Getreide- und Vollkornprodukte machen lange satt und versorgen mit wichtigen Nähr- und Ballaststoffen.

Stimmt es, dass es viel einfacher ist, Versuchungen wie Süßigkeiten oder Alkohol zu widerstehen, wenn sie außer Reichweite bleiben?
Nein, keine Tankstelle ist weit genug weg, als dass man sie bei Bedarf nicht mühelos erreichen würde. Zur Kompensation einfach hinlaufen. Allerdings ist es schon ganz praktisch, wenn sich im Kühlschrank bei einer Fressattacke nur Obst und Gemüse finden. Der Hunger treibt's rein.

Stimmt es, dass man spätabends nichts mehr essen sollte, weil die Kalorien sofort auf den Hüften landen?
Nein, bislang konnte noch keine Studie nachweisen, dass Essen am Abend besonders dick macht. Es gilt weiter, dass die über den ganzen Tag aufgenommene und verbrauchte Energiemenge ausschlaggebend für das Körpergewicht ist.

Macht Süßstoff dick und krank?
Nein. Süßstoffe sind ein sinnvolles Mittel, die Energieaufnahme zu senken, sollten aber nicht zusätzlich zu Zucker konsumiert werden und nicht als Freibrief zum Mehr-Essen dienen. Wer Süßstoff in normalen Mengen zu sich nimmt, geht kein Gesundheitsrisiko ein. Bestimmte Süßstoffe sollen aber den Hunger begünstigen.

Sind Weißmehlprodukte ungesund?
Die Wahrheit ist: Weißbrot hat zwar weniger Vitamine, Mineralstoffe und Spurenelemente, aber ungesund ist es nicht. Es liefert dem Läufer schnelle Energie. Manche Läufer schwören allerdings auf Abstinenz bei Weißmehl, Zucker, rotem Fleisch und Milch.

Ist Zucker ein Teufelszeug?
Zucker gilt als Hauptverursacher von Zivilisationskrankheiten. Zuckerfeinde bezeichnen ihn als Vitamin- und Kalziumräuber. Das ist wissenschaftlich jedoch nicht bewiesen. Sicher, er schadet den Zähnen, aber mehr kann ihm nicht angelastet werden. Eine Süßigkeit bei langen Läufen hilft der Ausdauer allemal. Und der Laune erst recht.

Wie kann ich meinen Appetit zügeln?
Salat, ein Glas Wasser oder eine Brühe vor jeder Hauptmahlzeit vermindern den Heißhunger, damit isst man weniger. Salat, Suppe, Gemüse liefern Ballaststoffe und ein gutes Sättigungsgefühl.
Appetitzügler aus der Natur: Ingwer (am besten als Tee), Minze (Zähneputzen oder zuckerfreies Minzbonbon), Cayennepfeffer, Zitronensaft.

Hilft in Essig gedipptes Brot?
Ja. Bei der bloßen Vorstellung vergeht der Appetit. Man kann auch noch Senf draufschmieren.

Hilft Chili?
Ja. Für Hartgesottene.

Hilft Obst gegen Heißhunger?
Jein. Obst ist gesund, weil vitamin- und bisweilen ballaststoffreich. Oft verursacht Obst jedoch Heißhunger. Der Fruchtzucker lässt den Blutzuckerspiegel ansteigen. Fällt er wieder ab, kommt der Hunger/Heißhunger zurück.

REZEPTE

Spaghetti mit Erdbeersauce
(für 4 Personen)

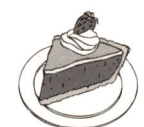

500 g Ricotta
500 g Erdbeeren
Salz, weißer Pfeffer
1 Bund Schnittlauch
500 g Spaghetti

Ricotta und richtig fruchtige Erdbeeren im Verhältnis 1:1, beides in Zimmertemperatur, mit der Gabel zerdrücken. Salzen und mit reichlich frisch gemahlenem weißem Pfeffer würzen. Frisch gehackten Schnittlauch unterrühren.
Spaghetti kochen, abgießen, sofort zurück in den Topf und mit der Sauce mischen. Direkt servieren.
Nein, kein Parmesan!

☞ Dieses Gericht polarisiert, meine Frau hasst es. Also, nicht für ein erstes Date kochen, wenn es einem wichtig ist.

Torsten Oelscher alias Parisian,
Chefkoch der Achilles-Läufercommunity

Feldsalat mit Knuspercroutons

(für 2 Personen)

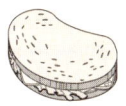

100 g Feldsalat
1 Scheibe Toast
50 g gewürfelter Speck
3 EL Raps- oder Sonnenblumenöl
1 EL Apfelessig (oder Sherryessig)
Olivenöl
frisches Weißbrot

Den Feldsalat waschen und putzen. Gut abtropfen lassen. Die Scheibe Toast in kleine Würfel schneiden und mit dem Speck in einer Pfanne kross anbraten. Rapsöl, Apfelessig, etwas Salz und Pfeffer kräftig verrühren. Den Salat in das Dressing geben und gut mischen. Auf Teller verteilen und die Würfel aus Speck und Toast noch warm über den Salat geben.

Auf einen kleinen Teller etwas Olivenöl geben. Etwas Salz und Pfeffer aus der Mühle dazu und frisches Weißbrot zum Stippen dazureichen.

☛ Hier der passende Salat, wenn der kleine Hunger zuschlägt … Ganz schnell gemacht und doch sehr raffiniert. Wenn man die Croutons weglässt, wird's ein Twiggy-Rezept.

OLAF HAGEN, *Achilles-Läufer und Koch*

Haferflocken-Müsli

(für 1 Person)

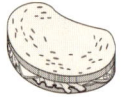

100 g Haferflocken
1 EL gehackte Nüsse
1 Apfel
1 Banane
150 Joghurt (1,5 % Fett)
1 TL Rosinen
200 ml Orangensaft

Die Haferflocken zu dem kleingeschnittenen Obst geben. Mit den Nüssen, dem Joghurt und den Rosinen verrühren. Zum Schluss den Orangensaft darübergeben.

Studentenfutter

Nüsse oder Mandeln, kombiniert mit Trockenobst (ungeschwefelt) sind ein guter Kalium- und Magnesiumspender. Trockenfrüchte sind für den Körper Kraftlieferanten und die beste Nascherei für Läufer. Sie liefern viel Energie, Mineralstoffe und sekundäre Pflanzenstoffe, enthalten allerdings auch die eine oder andere Kalorie. Gibt's auch mit Schokolade umhüllt.

Eine Handvoll Trauben

nach dem Training, Kerne lange
lutschen – so bleibt der Heißhunger aus.

1 Pfund Magerquark

Pur auslöffeln.

☛ Ästheten füllen den Quark in eine Schüssel um und garnieren ihn mit einem Halm Zitronengras. Zeitverschwendung.

Zitronensaftschorle

Den Saft einer halben Zitrone mit etwa doppelt
so viel Mineralwasser mischen.

☛ Zitronensaft regt den Speichelfluss an, was eigentlich den Appetit steigert. Die Säure zieht jedoch auch alles im Mund zusammen. Zitronensaft hinterlässt meist ein etwas pelziges Gefühl auf der Zunge, deshalb sollte man ihn mit dem Mineralwasser verdünnen. Die Geschmacksnerven werden durch die Säure förmlich aufgeschreckt. Die Zitronensäure sorgt für ein Prickeln. Durch den vermehrten Speichelfluss wird zudem die Verdauung angeregt.

GEHEIMTIPPS

Klemmbretts Böhnchen

Achilles-Trainer Jens »Klemmbrett« Karraß empfiehlt: grüne Bohnen aus dem Glas, in beliebiger Menge. Achim meint: »Spätestens nach dem dritten Glas gibt der Hunger auf, der Magen weint und der Lauf am nächsten Morgen wird zum flotten Slalom durch das Unterholz, weil die Bohnen an die frische Luft drängen.«

Achims Heißhunger-Booster
»Auf eigene Gefahr«

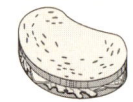

2 TL Ackerschachtelhalmkraut
2 cl Wodka
100 ml Gurkenwasser
$^1/_2$ TL Backpulver

Das Ackerschachtelhalmkraut 12 Stunden in 200 ml Wasser ein-
legen. Wodka und Gurkenwasser zusammengießen, Backpulver
einrühren. Am Ende das Ackerschachtelhalmkrautwasser dazu-
sieben. Merke: Alles, was eklig schmeckt, macht schneller.

6

Wenn's schnell gehen muss

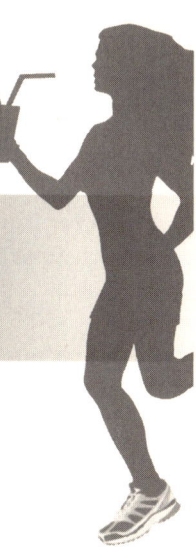

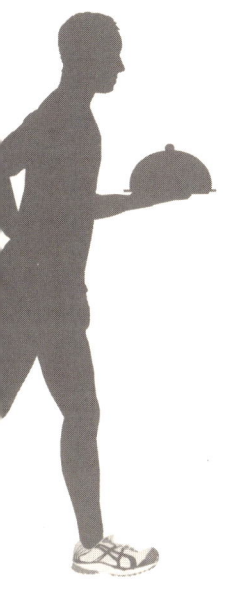

+++ ACHIMS TAGEBUCH +++

12.00 Uhr
Plane vielleicht einen Trainingslauf
am Abend.
Mit einer Salamipizza den Magen
fürs Mittagessen geöffnet.
Getrunken: echte Cola, aber nur 0,2 l.

++++++++++++++++++++++

Morgenglück und Dinkel-Döner

Achim ist nicht nur Läufer, sondern arbeitet nebenbei noch, ist liebender Ehemann, treusorgender Vater und beruflich viel unterwegs. Fürs Essen bleibt da nicht immer genug Zeit. Was also tun, wenn der Hunger kommt: Currywurst-Imbiss oder selbstgeschmierte Brote? Konferenzkekse oder Tuppermöhren?

Kaum vier Monate sind vergangen, da hat sich Mona auch schon an meine neuen Frühstücksgepflogenheiten gewöhnt. Das Ritual läuft immer gleich ab: Wasser aufsetzen, »Morgenglück« in die Schale, Apfel filetieren, manchmal auch eine halbe Banane, kochendes Wasser ins »Morgenglück«, drei Minuten quellen lassen, umrühren, am besten mit diesen Quirls, die man auf die Hilti flanscht, um Eimerfarbe aufzumischen, Apfelscheiben drauf, fertig. Der Löffel schmatzt, wenn ich ihn aus der Pampe ziehe, die kochend heiß ist, dafür so gar nicht lecker. Unser Sohn Karl geht alleine einkaufen, seit wir die Ernährung auf basisch umgestellt haben. Im Kühlschrank stapeln sich Kuhfleckenpudding und Knuspereckenjoghurt. Das misstrauische Kind hat seine Vorräte allerdings exakt abgezählt. Mundraub unmöglich.
Karl hat ja Recht. »Morgenglück« schmeckt wie Umzugskarton in Pfütze. Aber der Kleister gibt mir ein gutes Gefühl. Meine gewohnten Hungerattacken, die sich bislang pünktlich um 9.20 Uhr, 10.42 Uhr und 11.53 Uhr einstellten, bleiben plötzlich aus. Neulich hat Mona tatsächlich ein Löffelchen gekostet. »Gar nicht so schlecht«, hat sie gesagt. Seither darf ich jeden Morgen zwei Portionen »Morgenglück« ansetzen. Und dann beginnt ein glücklicher Tag, voller Fitness, Wohlbefinden, immensem Sexualtrieb und rapide schrumpfendem Gewicht – alles nur dank »Morgenglück«.
Wie furchtbar ist dagegen ein Morgen ohne Glück. Neulich Montag zum Beispiel musste ich früh um 6 Uhr zum Zug. Soll ich

kurz nach Mitternacht aufstehen, nur um einem Früchtebrei beim Quellen zuzuschauen? Ich verschob mein Frühstück in den Hauptbahnhof, wo zwei Dutzend Verköstigungsunternehmen um hungrige Reisende werben. Das Problem: Kein Brötchenhöker hat weißmehl-, rotfleisch- und milchproduktfreien Proviant anzubieten, der den Anforderungen einer streng basischen Läuferdiät genügt.

Der lange Trainingslauf vom Sonntag hatte Krater in meinen Bauch gerissen; doch der wirklich tückische Nachhunger stellt sich immer erst am nächsten Morgen ein, nachdem man die Nacht über von einem Job im Schokoladentestlabor geträumt hatte. Mit bebendem Magen schlich ich an den Bahnhofsauslagen vorbei. Hatte ich endlich ein Roggenbrötchen gefunden, klebte bestimmt böse Schweinesalami darauf. Aus dem Salat im Plastiknapf leuchtete gelber Gummikäse. Putenschinkenscheiben hatten es sich auf Weizenmehlschrippen bequem gemacht. Ich stand inmitten eines Nahrungsmittelmeeres und musste doch verhungern.

Mit extra scharfen Kaugummis und Cola light brachte ich den Magen zur Räson. Dann der erste Schwächeanfall. Die dreifache Vollkornstulle aus dem ICE-Sortiment plus roter Bionade entsprach zwar nicht exakt den Vorgaben von Basen-Guru Jentschura, sah aber immerhin gesund aus. Ich spürte, wie meine Wadenmuskeln verklebten und von bösen Schlacken langsam zersetzt wurden.

Am Zielort Bielefeld erfolgte der nächste Anschlag auf meine Hüften. Statt eines bunten Obsttellers fanden sich Tonnen böser Konferenzkekse auf dem Besprechungstisch, die leckeren mit Schokoladenhülle und hohem Waffelanteil. Heroisch lehnte ich ab, als mir der Teller mit aufmunternden Worten (»Sie können sich's doch leisten«) zugeschoben wurde.

Kaum war allerdings das Licht erloschen und die unfassbar langweilige Powerpoint-Präsentation an der Wand, da schlichen meine Finger auch schon Richtung Keksteller. Wenn man nur dann kaut, sobald die anderen sprechen, ist die Keksmalmerei kaum zu hören. Nur der krümelbedingte Hustenanfall fiel auf. Später, am Schrippenbüffet, klaube ich die schmal geschnittenen Dekotomaten von den Silberplatten. Unter manchen klebten Teewurstreste. Köstlich.

Bilanz nach fünf Stunden Geschäftsreise: noch nicht ein einziges gesundes Lebensmittel konsumiert. Ich trinke vor lauter schlechtem Gewissen noch ein Glas Wasser; soll ja auch sättigen. Oder es bringt mich endgültig um: Wenn ich nicht verhungere, wird mich ein Blasendurchbruch dahinraffen.

Mona sagt, ich soll mir meine Verpflegung einfach mitnehmen. Aha? Am Abend vorher also Möhrensticks schnitzen und Wegebrot backen und dann im Speisewagen eine Tasse heißes Wasser bestellen, in die ich aus einem Ziplockbeutel mein »Morgenglück« rieseln lasse? Ich werde einen Rollkoffer mitführen, der ausschließlich Tupperdosen mit Basenfutter enthält. Neidisch werden die Mitreisenden auf meine Wellnessvorräte stieren und mir Höchstpreise für ein paar Krümel »Morgenglück« bieten.

Langsam werde ich auch Dinkeldöner, lactosefreie Fritten und liebevolle Sägearbeiten aus Sellerie aus meinem basischen Rollkoffer ziehen und an die Mitreisenden verteilen. Und dann bestelle ich mir eine Kartoffelsuppe mit Geschmacksverstärker und Bauchspeck.

Fakten, Fragen, Tipps und Mythen zum schnellen Essen

Stimmt es, dass man schneller satt wird, je langsamer man isst?
Ja. Das hat eine Studie gezeigt, die die Konzentration von Sättigungshormonen im Blut von schnell und langsam essenden Probanden getestet hat. Außerdem: Wer schnell isst, isst meist mehr. Unser Sättigungsgefühl setzt erst nach 15 bis 20 Minuten ein, in Einzelfällen auch gar nicht.

Morgens keine Zeit, zu Hause in Ruhe zu frühstücken – steht man damit schon mit einem Fuß im Grab?

Man sollte früh am Morgen zumindest eine Kleinigkeit essen, und wenn nicht zu Hause, dann zwei bis drei Stunden später das große Frühstück mit Vollkornbrot, Müsli, Joghurt oder Obst. Gut Organisierte bereiten ihr Frühstück am Vorabend vor, wenn sie nicht gerade trainieren.

Spart man Kalorien, wenn man schnell auf dem Weg vom Büro zum Training im Auto, auf dem Rad oder im Bus isst?

In der Regel nicht, denn dabei kann man leicht den Überblick über das Gegessene verlieren. Außerdem greift man eher zum ungesunden Fastfood. Generell gilt: Lieber eine kleine Pause zum Essen einplanen, denn nebenbei zu essen ist ungesünder und kann auf Dauer sogar die Gesundheit schädigen.

Darf ich am Bahnhofskiosk zu eingeschweißtem Käsekuchen und Papp-Sandwiches greifen?

Wer den ganzen Tag unterwegs ist und Junkfood in sich reinstopft, nimmt zu viele Kalorien, zu viel Zucker und Fett, aber zu wenig Vitamine und Ballaststoffe zu sich. Auch wenn's mal schnell gehen muss, auf Abwechslung achten. Je vielseitiger man isst, desto größer ist außerdem die Wahrscheinlichkeit, dass auch etwas Gesundes darunter ist.

Die sportlergesündesten Zwischenmahlzeiten sind immer noch Vollkorn-Getreideprodukte, Obst und Gemüse, magere Milchprodukte, Fisch.

Ernährungsprofis schwören auf Reisen auf die gute alte Frischhaltebox, die sie zu Hause selbst bestückt haben, zum Beispiel mit Brot, Putenbrust, Naturjoghurt, Gurke oder Banane.

■ TIPP: Wer am Bahnhof statt zur Bratwurst zu einer Flasche Mineralwasser greift, wehrt das erste Hungergefühl erfolgreich ab. Aber das ist wohl ziemlich theoretisch, denn wer ist schon so diszipliniert?

Was soll ich am Schnellimbiss kaufen?

Besser Brot und Salat, zum Beispiel in Form von Falafel, Döner oder ein belegtes Vollkornbrötchen als Currywurst mit Pommes. Generell gilt: Die Menge machts.

Sind Hamburger Gift?

Nein. Sie sind eigentlich nicht ungesünder als die gute alte Frikadelle im Brötchen. Außerdem schützen sie sogar vor Krebs, wahrscheinlich, denn sie enthalten konjugierte Linolsäuren.

Was bedeutet Convenience Food?

Fertigprodukte statt Selbstgekochtes – bequemes Essen, so die deutsche Übersetzung, ist so etwas wie das Gegenteil von *Slow Food*. Es umfasst alle ganz oder teilweise vorgefertigten Komponenten von der Tütensuppe bis zur Tiefkühlpizza, einschließlich Geschmacksverstärkern, Aromen und Konservierungsmitteln. Streng genommen sind auch Schnittkäse (statt Käsestück) oder fertiges Tomatenmark *convenient*. Warum sollte man selbst das Mark aus der Tomate pressen, wenn man mit der Tube wertvolle Trainingszeit sparen kann? Durch manche Konservierungsverfahren verringern sich allerdings Vitamin- und Nährstoffgehalt. In einer gesunden Läuferernährung sind frisch zubereitete Lebensmittel deshalb unverzichtbar. Das haben auch die Erfinder erkannt. Mit Fast Good und Convenience 2.0, Biodöner und Bioburger sind bereits zwei neue Trends am Start.

Schadet man seiner Läufergesundheit, wenn man mittags in der Kantine isst?

Nein, wer kann schon immer vorkochen und Lunchpakete vorbereiten? Ein paar Regeln sollte man dabei beherzigen: frittierte Speisen und Sahnesoßen möglichst meiden, die können noch beim Abendtraining schwer im Magen liegen. Stattdessen: ran ans Salatbuffet und große Beilagenportionen wie Gemüse, Kartoffeln, Reis, Nudeln. Nur wenig rotes Fleisch essen. Lieber Fisch oder Huhn.

Kann ich mir am Hotelbüffet den Magen vollschlagen?
Auch wenn es verlockend ist: Ein zu großes Frühstück macht müde. Deshalb lieber zu Müsli, Obstsalat und Vollkornbrötchen greifen. Na ja, und ein kleines Schokocroissant passt eigentlich auch noch rein. Zur Belohnung.

FÜR DIE SCHREIBTISCHSCHUBLADE:
Trockenfrüchte, Reiscracker, Knäckebrot, Vollkornstangen oder -brezeln und ein kleiner Vorrat Wurstwasser, als ultimativer Heißhunger-Vertreiber.

Schokolade – dunkel oder hell?
Besser dunklere Sorten nehmen, denn die sind dank hohem Kakaoanteil sogar gesund: Kakao senkt den Blutdruck auf natürliche Weise und wirkt stimmungsaufhellend, denn das Pulver regt die Endorphinausschüttung im Gehirn an. Also gleich noch eine Tafel.

Ist Tiefkühlkost wirklich nährstoffärmer als Frischware?
Entgegen vieler Vorurteile ist Tiefkühlware in punkto Nährstoffen nicht zwingend der Frischware unterlegen. Im Gegenteil: Tiefgefrorenes Obst und Gemüse kann sogar wesentlich mehr Vitamine enthalten als frische Produkte aus dem Regal, die oft lange Lagerzeiten hinter sich haben, was auf die Qualität schlägt. Wichtig ist aber, dass die Kühlkette nicht unterbrochen wurde. Im Zweifelsfall immer zur Frischware greifen.

Ruinieren Fertiggerichte vom Discounter meine Leistungsfähigkeit?
Ab und zu ein Fertiggericht schadet zwar nicht, ist aber auch keine Basis für gesunde Ernährung. Tests haben gezeigt, dass oft

zu viel Salz, zu viele Kalorien und zur Geschmacksverstärkung meistens Aromastoffe und Glutamat enthalten sind. Und, seien wir ehrlich, es schmeckt auch meist nicht wirklich. Günstigstenfalls selbst größere Mengen kochen, die Reste portionsweise einfrieren und nach Bedarf auftauen. Einzige Ausnahme: tiefgekühlte Pommes. Die gehen immer.

REZEPTE

ZU HAUSE

Gemüsesuppe mit Schinken

(für 4 Personen)

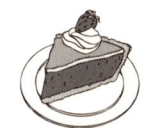

300 g Möhren
300 g Kohlrabi
300 g Brokkoli
2 Zwiebeln
600 ml Gemüsebrühe
2 TL Margarine oder Butter
100 g gekochter Schinken
1 Bund Petersilie
Salz, Pfeffer, Muskat, Prise Zucker
Bei Bedarf: 175 g Frischkäse

Das Gemüse waschen und kleinschneiden. Die Zwiebeln, Möhren und den Kohlrabi kurz in der Butter/Margarine dünsten. Die Gemüsebrühe dazugeben und alles 8 Minuten garen. Dann den Brokkoli ca. 7 Minuten mitgaren. Wer mag: Gemüse ganz oder teilweise pürieren. Wer mag: Frischkäse in der Suppe schmelzen lassen. Schinken in Streifen schneiden und die Petersilie hacken. Die Suppe würzen und den Schinken und die Petersilie hinzugeben. Dazu passen Fladenbrot oder dicke Scheiben geröstetes Bauernbrot.

☛ Schnell und einfach.

Spaghetti mit Rucola und getrockneten Tomaten

(für 4 Personen)

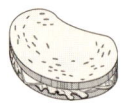

400 g Spaghetti
4 EL Olivenöl extra vergine
Meersalz
1 Knoblauchzehe
8 in Öl eingelegte, getrocknete Tomaten
4 Handvoll Rucola
4 EL entsteinte schwarze Oliven, in Scheiben geschnitten
Salz, frisch gemahlener Pfeffer
4 EL Pesto
4 TL Balsamico
4 EL hell geröstete Pinienkerne
120 g Parmesan, Scheiben gehobelt

Die Spaghetti in reichlich sprudelnd kochendem Salzwasser al dente garen. Herausheben und in einem Sieb abtropfen lassen. In einer großen Pfanne das Öl erhitzen und den mit etwas grobem Meersalz zerriebenen Knoblauch sowie die in Streifen geschnittenen getrockneten Tomaten darin anschwitzen. Mit den abgetropften Spaghetti sowie mit Rucola und den Olivenscheiben vermischen. Mit Salz und frisch gemahlenem schwarzem Pfeffer würzen und auf heiße Teller verteilen. Pesto und Balsamico darübergeben und mit den gerösteten Pinienkernen bestreuen. Parmesan darüberhobeln.

PHILIPPE LEMOINE, *Küchenchef im Berliner Restaurant »Borchardt«*

Fenchel-Apfel-Salat

500 g Naturjoghurt
1 EL Zitronensaft
2 EL Honig (flüssig, z. B. Waldhonig oder Akazie)
1 Handvoll Rosinen
1 mittelgroßer, süßer roter Apfel
1 Fenchelknolle (ca. 250 g), die kleinen sind normalerweise aromatischer

Naturjoghurt mit etwas Zitronensaft und 2 EL Honig verrühren, eine Handvoll Rosinen dazugeben. Apfel waschen und in kleine Stücke schneiden. Fenchelknolle waschen, Strunk entfernen und auf der Mandoline ganz fein hobeln oder in hauchdünne Scheiben schneiden. Beides dazugeben. Etwas ziehen lassen, fertig. Kann auch eine komplette Mahlzeit sein.

TORSTEN OELSCHER alias PARISIAN, *Chefkoch der Achilles-Läufercommunity*

UNTERWEGS

Currywurst mit Pommes rot/weiß

Quick & Dirty: Nach dem Training an der Imbissbude des Vertrauens. Hartgesottene essen die Curry mit einem großen Brett Fritten vor dem Laufen.

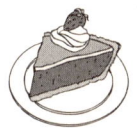

☛ Currywurst besteht zu 80 Prozent aus Fett, Pommes zu 37 Prozent, Mayo zu 100 Prozent. Führt mit hoher Wahrscheinlichkeit zu schmerzhaftem Aufstoßen.

Achims Allwetter-Stulle

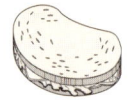

2 Scheiben Graubrot
1 TL Butter
2 TL Magerquark
2 Scheiben Corned Beef
Salz, Pfeffer
1 Schnittlauchhalm

Eine Scheibe Graubrot mit Butter und Magerquark bestreichen, mit Corned Beef belegen. Salzen, pfeffern und zum Schluss mit dem Schnittlauch garnieren. Die zweite Scheibe Vollkornbrot drauf, zuklappen, in Butterbrotpapier einwickeln und einpacken.

☛ Wer das gepökelte Rindfleisch nicht mag, kann es durch Putenbrust ersetzen. Oder Mortadella, Salami, einen ordentlichen Schinken oder alles zusammen. Dann in der Variante Doppeldecker, mit Mayo statt Magerquark.

Grün auf vollem Korn

2 Scheiben Vollkornbrot
100 g Frischkäse (gibt es schon ab 0,2 % Fett)
Meersalz
6 Sonnenblumenkerne
6 Blättchen Friséesalat
2 kleine Äpfel

Die Brotscheiben mit dem Frischkäse bestreichen und leicht salzen. Die Sonnenblumenkerne darauf anordnen. Die Brotscheiben halbieren. Nun die Salatblätter waschen, trockenschleudern und auf die Brothälften legen. Äpfel waschen, Kerngehäuse herausschneiden, in dünne Scheiben schneiden und die Hälfte davon

auf eine Brothälfte legen. Die zweite Brothälfte auf die Apfel-
schicht legen und andrücken. Das Brot zusammen mit den übrig
gebliebenen Apfelscheiben essen. Aber nicht alles auf einmal.
Man kann natürlich die Sonnenblumenkerne weglassen oder den
Frischkäse oder das Brot.

Ernährungstrends

Soja- statt Kuhmilch, Tofubratling statt Kotelett, Yogi-Tee statt Limo – immer neue Produkte und Ernährungstrends erobern die Läuferküchen. Achim Achilles hat sie getestet.

Bio-Lebensmittel:

Bioprodukte stammen aus kontrolliert ökologischem Landbau: keine chemisch-synthetischen Düngemittel, artgerechte Tierhaltung, kein Einsatz von Gentechnik. Sie enthalten weniger Pestizide und Nitrat, dafür mehr Geschmack.

Fazit: Seit den sechziger Jahren greift die moderne Naturkost-Bewegung unaufhaltsam um sich. Heute bietet Bio zum Glück mehr als Schrumpeläpfel. Dabei kommen leider auch zu Recht vergessene Gemüse wie Pastinaken wieder ans Tageslicht, die viel nährstoffreicher als Karotten sein sollen, aber komisch schmecken oder Sojamilchprodukte in allen Varianten. Flirtchancen beim Biodealer meines Vertrauens: sehr gut, vor allem mit Waldorf-Erzieherinnen (Achtung: unrasierte Beine).

Vollwertkost vulgo Vogelfutter:

Gemüsebratlinge, Dinkelpasta, Naturreis – wenig Fleisch, viel Gemüse und Hülsenfrüchte heißt es in der Vollwertküche. Die Nahrungsmittel sollen so natürlich und schonend wie möglich hergestellt und zubereitet werden. Sie sind gesund, belasten die Umwelt weniger, und der Handel ist fair.

Fazit: Es soll Athleten geben, die auch lange Wettkämpfe ausschließlich mit Vollwertkost bestreiten, sich von selbstgebackenen Riegeln und von Schorlen ernähren – nur für eiserne Mägen geeignet, die dem Korn trotzen.

Slow Food:

Langsames Essen ist eine weltweite Vereinigung mit Ursprung in Italien und versteht sich als Speerspitze gegen das Fastfood. Slow Foodler essen genussvoll, bewusst, regional und saisonal. Essen, was man retten will, heißt das Credo – warum nicht, wenn es sich dabei um Diepholzer Moorschnucke oder Fränkischen Grünkern handelt. Problem: Slow Food meint häufig auch Slow Zubereitung. Frisst kostbare Trainingszeit.

Fazit: Genussvoll und bewusst essen – kein Problem, solange nicht *Slow Run* die Konsequenz ist.

Functional Food:

Wer vor dem Kühlregal im Supermarkt steht, muss sich nicht mehr einfach nur zwischen Erdbeer-, Kirsch-, Vollfett- oder fettreduziertem Joghurt entscheiden, sondern sich auch fragen, ob er sich umbringt, wenn er Omega 3 oder probiotischen Joghurt verschmäht, ACE-Saft statt Apfelschorle verweigert oder der Margarine mit Pflanzensterolen die gute alte Butter vorzieht. Seit einigen Jahren macht sich das sogenannte Functional Food im Supermarkt breit. Überall steckt noch ein lebensverlängernder Zusatznutzen drin.

Fazit: Besonders Läufer sind gefährdet, zu jedem neuen trendigen Schnickschnack-Produkt zu greifen. Dabei verspricht Functional Food oft mehr, als es hält. Wer gesund ist und sich ausgewogen ernährt, braucht keine wunderversprechenden Zusätze, deren Nutzen in vielen Fällen fragwürdig ist.

Light-Produkte

Mit dem Etikett »Light« werden kalorienreduzierte und diätische Lebensmittel gekennzeichnet. Sie liegen seit Jahren im Trend. Light-Produkte müssen mindestens 30 Prozent weniger Energie- oder Nährstoffgehalt haben. Der Trick dabei ist oft: Auf fettreichen Lebensmitteln steht »zuckerfrei« und auf Zuckerbomben »ohne Fett«. Kalorien sind trotzdem reichlich drin. Zigaretten sind ja auch nicht gesünder, wenn »alkoholfrei« auf der Packung steht.

Fazit: Lightprodukte können dazu verführen, mehr zu essen: Hat ja weniger Kalorien, darf man ruhig zweimal zulangen. Deshalb lieber mehr fettarme Milchprodukte, mageren Käse und Fleisch essen sowie natürliche Light-Produkte wie Obst, Gemüse und Vollkornbrot. Schmeckt auch besser.

7

Vor dem Marathon

*Essen und Trinken
für den großen Tag*

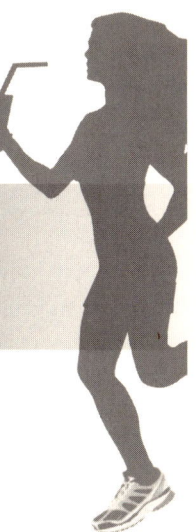

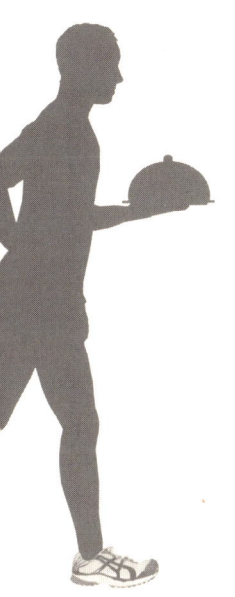

+++ ACHIMS TAGEBUCH +++

*13 Uhr
Endlich Mittag.
Gegessen:
eine große Schüssel Pasta, muss ja
Carboloaden fürs Training.
Getrunken:
eine Rotwein-Schorle.*

+++++++++++++++++++++++++

Fleischsalat statt Honigbrötchen

Erlebniswelt Halbmarathon: Achim entdeckt enthemmte Sportler, die nächste Geschmacksrichtung der Bionade und reichlich menschliche Wärme. Vorschlag an den Veranstalter: Ein Jubelkurs für mitreisende Frauen.

Mona hat mich in vier Decken gehüllt. Mir ist trotzdem saukalt. Fühle mich wie ein rasierter Knut. War keine gute Idee, einen kräftigen Schluck chinesisches Heilpflanzenöl ins Badewasser zu kippen. Früher stand an jeder deutschen Badewanne die Literflasche mit Fichtennadelschaumbad. Wo ist sie geblieben? Jetzt gibt es nur noch Miniflaschen für genau eine Wanne. Und Mona verbraucht sie alle. Also flüssigen Tigerbalsam ins Badewasser; ist bestimmt gesund. War leider eine schlechte Idee. Selbst in kochendem Wasser wird dem ausgezehrten Athleten kalt. Außerdem brennt es dort, wo die Hose scheuert. Die Waden zucken hysterisch im Takt der tumben Trommler, die an der Strecke wummerten.

Halbmarathon in Berlin, mit 16 000 Läufern. Das verpfuschte Wannenbad war nur das Ende einer unseligen Pechserie, ausgerechnet beim Heimspiel in Berlin, über eine Distanz, die ein Herr in fortgeschrittenem Alter halbwegs in Würde durchstehen kann. Aber wie ein verdammter Anfänger habe ich alles falsch gemacht. Außerdem war ich schwer erkältet. Und mental disbalanciert. Sonst hätte der Kenianer aber seine liebe Not bekommen. Stattdessen ein Festival der schlechten Laune. Und viel zu viele Läufer.

Es ging schon damit los, dass ich beim Frühstück die Finger nicht vom Fleischsalat lassen konnte. Honigbrötchen, predigen die Experten, leicht verdaulich, schnelle Energie. Ich bevorzuge aber nun mal komplexere Treibstoffe. Und zwei Tassen Kaffee. Gut, dass ich viel zu früh am Start war. Mein Fahrrad schloss ich hinter der Klamottenaufbewahrung der Frauen ab. Das sollte sich rächen.

Ringsherum standen vereinzelte Bäume und um jeden drei Läufer, die sich keinerlei Mühe gaben, den anderen nicht auf die Schuhe zu pinkeln. Faszinierend, wie hemmungslos Menschen sich aufführen, wenn sie Sportzeug tragen und sich mit ihrer Startnummer auf dem Hemd unantastbar fühlen. Frauen bilden wenigstens einen Kreis und kichern, um die hockende Schwester in der Mitte notdürftig zu verdecken. Der Kaffee enthemmte mich ebenfalls.

Den Kleiderbeutel hatte ich längst abgegeben. Viel zu früh natürlich. Mir war kalt. Die gelben Plastikumhänge waren alle. Ich fror. Der Fleischsalat arbeitete. Ich hüpfte vorsichtig. Einlaufen ist extrem unökonomisch. Warum soll man schon vor dem Start Kraft verschleudern? Ordentlich wie ich bin, drängle ich in meinen Startblock C. Viele vollschlanke Sportsfreunde hier. Immerhin menschliche Weiche und Wärme.

Endlich Start. Ich bin offenbar der Einzige, der sich richtig eingeordnet hat. Alle um mich herum sind zu langsam, zu breit, johlen oder machen auf Superpower und kurven mir vor den Füßen herum. Einer versucht's den ersten Kilometer mit Anfersen. Fühlt sich offenbar unterfordert, der Gute. Nie wünschte ich mir sehnlicher meine Autistenstrecke, ganz allein im Grunewald.

Auf den ersten vier Kilometern verliere ich wegen des Gedränges schon eineinhalb Minuten. Die geplante Bestzeit ist schon nach einem Fünftel der Strecke zum Teufel. Eigentlich kann ich jetzt auch die U-Bahn nehmen.

Die beiden Beutel mit Kohlenhydratschleim pieken in die Hüfte. Ich hätte doch die härteren Sohlen nehmen sollen. Der Däne vor mir leidet an fortgesetzter Läuferflatulenz. Mir ist schlecht. Bei Kilometer zwölf genehmige ich mir das erste Gel. Ich verschlucke mich natürlich. Spotzen auf die Straße. Apfel/Guarana und Fleischsalat passen prima zusammen. Das wird der nächste Trendgeschmack von Bionade. Mit einem Schuss Magensäure vielleicht.

Mona steht bei Kilometer 14, wie jedes Jahr. Sie brüllt auch immer das Gleiche. Entweder »Das schaffst du!« (Danke, Schatz, weiß ich selbst) oder: »Ist nicht mehr weit!« (Doch, Maus, ist es sehr wohl, sieben Kilometer, um genau zu sein). Wann geben Marathonveranstalter endlich Kurse für mitreisende Frauen, in denen die Kunst des sinnvollen Jubelns unterrichtet wird? Ich könnte ja jetzt nochmal richtig Gas geben. Leider sind die Beine schwer. Ich stelle das Denken einfach ein und ignoriere die Uhr. Im Ziel leichte Verblüffung. Die Zeit ist nicht doll, aber persönliche Bestleistung. Super. Schlechte Laune beflügelt offenbar. Und sie wird noch gesteigert. Direkt hinter der Klamottenaufbewahrung der Frauen, genau dort, wo mein Rad parkt, ziehen sich gerade drei Dutzend Sportsfreundinnen um, genauso hemmungslos wie ihre Schwestern, die hier vor zwei Stunden pinkelten. Ich will nicht hingucken, ehrlich nicht, aber ich kann einfach nicht anders. Flüchtiger Eindruck: Laufen macht nicht automatisch lecker. Ich bin vollständig am Ende nach dem ersten Wettbewerb des Jahres. Die einzig gute Nachricht: Steigerungen sind möglich. Und jetzt nichts wie ab in die Badewanne.

Fakten, Fragen, Tipps und Mythen zur Marathonvorbereitung

Eine alte Bodybuilderlegende besagt, dass Eiweiß aus Soja den Sexualtrieb bremse, weswegen buddhistische Mönche täglich mit Soja gemästet würden, als Zölibatassistenz. Am Ende tauschen wir alle nur Mythen aus, aber manche selbsternannten Experten bringen es weit damit. Und jetzt erst mal einen Eiweiß-Shake, auf Mona.

Was bedeutet Carboloading?
Morgen werde ich mich bewusstlos hungern, das soll die Speicher weiten. Dann vier Tage den neapolitanischen Rekord im Pasta-

schlingen einstellen. Und am letzten Abend laut Läuferschleifer Greif eine Pizza mit Schinken und Paprika, weil da Wunderstoffe drin sind – Chrom und solche Sachen. Kann man notfalls auch unterwegs von einer Stoßstange schlabbern.

Wer viermal in der Woche und öfter trainiert oder sich auf einen Marathon vorbereitet, sollte möglichst bald nach dem Lauf die Kohlenhydratspeicher auffüllen, das fördert die Regeneration. Obwohl im Fett mehr Energie steckt, ist es für den Organismus bei körperlicher Aktivität günstiger, Kohlenhydrate zu verbrennen, da bei diesem Prozess weniger Sauerstoff verbraucht wird. Kohlenhydrate können sowohl mit (aerob) als auch ohne (anaerob) Sauerstoff verbrannt werden. Sie werden in Form von Glykogen in der Leber und in den Muskeln gespeichert, das der Körper nutzt, um Energie zu gewinnen.

Wann ist der Körper besonders aufnahmefähig?
Ein bis zwei Stunden nach dem Training saugen entleerte Muskelfasern wie ein Schwamm Kohlenhydrate auf, aber nur in flüssiger Form. Banane oder Kuchen bleiben zu lange im Magen und kommen zu spät in den Muskeln an. Eine fettreiche Ernährung verzögert übrigens, dass Kohlenhydrate in Muskulatur und Leber eingelagert werden.

Stimmt es, dass man als Marathonläufer zu Nahrungsergänzungsmitteln greifen sollte?
Nein, eine ausgewogene Ernährung reicht in der Regel auch in der Marathonvorbereitung aus. Aber B_{12}, Zink/Vitamin C und hochdosierte Aminosäuren sorgen zumindest für gefühlte Fitness.

Was muss man in den Wochen vor dem Marathon beachten?
Zeit für Experimente. Testreihen machen, was man vor langen Läufen verträgt, ob man schneller wird, wenn man ein Honigbrötchen verspeist oder sich besser fühlt, wenn man nach zwei Stunden eine halbe Banane lutscht. Unbedingt Menge, Zusam-

mensetzung und zeitlichen Abstand zum Lauf überprüfen. Generell in der Marathonvorbereitung nach jeder Trainingseinheit Kohlenhydrate wie Brot, Nudeln, Reis, Kartoffeln, Obst einbauen und diese auch zu jeder Mahlzeit und Zwischenmahlzeit zu sich nehmen – dann sind die Speicher voll.

Was brauche ich zur Regeneration?
Im offenen Fenster direkt nach dem Training werden neben Kohlenhydraten auch Eiweiße benötigt. Sie reparieren überlastete Muskelfasern und beschleunigen die Erholung, am besten Mischungen aus Fruchtsäften und Regenerationsgetränken, die einen hohen Eiweißgehalt aufweisen. Marathonadäquates Training erhöht den Proteinbedarf.

■ TIPP: Harzer Käse ist sehr eiweißreich, fett- und kalorienarm. Der Sauermilchkäse sättigt gut, riecht aber etwas streng, was immerhin die Laufsocken vergessen lässt. Andere kalorienarme Käsesorten sind Magerquark, Hüttenkäse, fettarmer Kochkäse, Limburger.

■ TIPP: Haferflocken versorgen mit Energie und Nährstoffen. Der Körper wird auf das Training vorbereitet, und die Regeneration nach dem Sport beschleunigt.

Stimmt es, dass die letzten Tage vor dem Wettkampf ernährungstechnisch die wichtigsten sind?
Ja, denn der Körper braucht zwei bis drei Tage, um die Kohlenhydratspeicher hundertprozentig aufzufüllen. Jetzt am besten nur noch Nudeln mit Tomatensauce, Reis, Erbsen, Pute, Brot mit Paprika, fettarmen Käse, Kartoffeln mit Quark, Ei, Müsli, Nüsse, Milch und Joghurt zu sich nehmen. Außerdem drei Liter am Tag trinken. Aber Achtung: Drei Tage vor dem Wettkampf auf ballaststoffreiche Nahrungsmittel wie Kohl, Zwiebeln und Vollkornmüsli verzichten.

Soll man sich am Tag vor dem Marathon den Magen nochmal richtig vollschlagen?

Die wichtigste Mahlzeit liegt am Tag zuvor zwischen 14 und 18 Uhr. Dort heißt es, den Pasta-Weltrekord zu brechen, denn diese Kohlenhydrate sind der Treibstoff im Rennen.

Was tun gegen die Nervosität am Abend?

Ein alkoholfreies Bier trinken. Einige Läufer schwören darauf, Popcorn oder Rosinen zu knabbern. Streng verboten: Rotwein. Aber lecker.

Frühstück vor dem Marathon – ja oder nein?

Ohne Frühstück sollte ein Wettkampf nicht begonnen werden, weil das die Leberglykogenspeicher wieder auffüllt. Bewährtes, nichts Neues: Nur das essen, was man vorher getestet und gut vertragen hat.

Nach stundenlanger Anfahrt und Warterei kommt der Hunger – darf man sich am Start noch ein Käsebrot genehmigen?

Nein. Bananen sind besser.

■ COUNTDOWN: Für Frühaufsteher: Wer noch vier Stunden Zeit hat bis zum Wettkampf, kann ruhig eine vollwertige Mahlzeit (Müsli, Haferflocken) mit fettarmem Joghurt oder fettarmer Milch essen.

Spätestens drei Stunden vorher: eine größere kohlenhydratreiche Mahlzeit (zum Beispiel reife Bananen, fettarme Energieriegel, Weißbrot, Puffreis, Zwieback).

Ein bis zwei Stunden vor dem Marathon: keine vollwertigen Lebensmittel mehr, denn der relativ hohe Ballaststoffgehalt wirkt sich negativ aus. Für die meisten Sterblichen kommen Tee oder Kaffee und ein bis zwei Brötchen mit Honig oder Marmelade (ohne Fett) infrage.

Jetzt nochmal richtig Flüssigkeit tanken?

In den letzten zwei Stunden vor dem Start nicht mehr als einen halben Liter trinken, sonst muss man ständig in die Büsche. Nicht zu empfehlen sind glukosehaltige Getränke, denn dann steigt der Blutzuckerspiegel an und fällt bis zum Start wieder stark ab. An der Startlinie kann nochmal ein ordentlicher Schluck genommen werden, aber nichts Harntreibendes wie Früchtetee oder Kaffee.

REZEPTE

Amaranth-Reispfanne

(für 2 Personen)

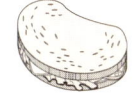

1 Tasse Basmatireis
50 g Amaranth
1 mittelgroße Zwiebel
2 EL Olivenöl
1 Knoblauchzehe
4 Karotten
1 rote Paprikaschote
800 g Tomaten (oder 1 große Dose)
1 kleine Dose Mais
Salz, Pfeffer
150 g Edamer oder Gouda

Reis und Amaranth in doppelter Wassermenge 30 Minuten gar-
kochen. Zwiebeln schneiden und in Olivenöl goldgelb andünsten.
Knoblauch pressen und zugeben. Die Karotten putzen und klein
würfeln oder in Ringe schneiden, zu den Zwiebeln geben und
mitdünsten. Paprika in Würfeln zugeben und mitdünsten. Nach
ca. 5–7 Minuten die gewürfelten Tomaten und den Mais (vorher
abgießen) zugeben und 5 Minuten leicht weiterköcheln lassen.
Anschließend die gekochte Mischung aus Reis und Amaranth dazugeben und weitere 5 Minuten ziehen lassen. Mit Pfeffer und
Salz nach Geschmack würzen. Mit geriebenem Käse bestreuen.

☛ Carboloaden wie die Azteken: Amaranth schmeckt nussig
und ist ein guter und glutenfreier Ersatz für Getreide, den schon
frühe Hochkulturen zu schätzen wussten.

111

Brot mit Harzer Roller

3 Radieschen, frisch
1 EL Sonnenblumenöl
1 TL Weißweinessig
Salz, Pfeffer
100 g Harzer Käse
1 Scheibe Vollkornbrot

Radieschen waschen und in dünne Scheiben schneiden, in eine Schüssel geben und mit Öl, Essig, Salz und Pfeffer gut verrühren. Käse in Scheiben schneiden, in eine Schüssel geben und mit der Marinade übergießen. Das Vollkornbrot damit belegen.

TAGE VORHER

Spinat-Linsen-Quiche

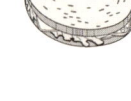

(für eine Form)

1 Zwiebel
2 Knoblauchzehen
2 EL Olivenöl
450 g Spinat, tiefgekühlt
Salz, Pfeffer, 2 EL gehackter Salbei
100 g rote Linsen
200 g saure Sahne
3 mittelgroße Eier
frischer Blätterteig (Kühlregal: backfertig ausgerollt)
70 g Serranoschinken in Streifen
100 g französische Ziegenkäserolle

Zwiebel und Knoblauch hacken und in heißem Öl glasig dünsten. Spinat zugeben und bei schwacher Hitze erwärmen. Mit Salz,

Pfeffer und Salbei würzen. Linsen in kochendem Salzwasser in ca. 6 Minuten bissfest garen, abgießen, kalt abschrecken. Saure Sahne und Eier verrühren. Blätterteig mit Backpapier in die Form legen und mehrmals mit einer Gabel einstechen. Spinat, Linsen und Schinken darauf verteilen. Die Eiersahne darübergießen. Ziegenkäse in Scheiben schneiden und darauflegen. Die Teig-ränder locker über die Füllung klappen. Quiche im Ofen 35 bis 40 Minuten backen.

Philippe Lemoine, *Küchenchef im Berliner Restaurant »Borchardt«*

Hähnchenbrust mit Brokkoli

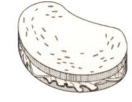

(für 4 Personen)

2 Zwiebeln
1 EL Öl
500 g Hähnchenbrustfilets
400 g Brokkoli
200 ml Gemüsebrühe
200 ml Sahne
Salz, Pfeffer
1 EL Zitronensaft
100 g Cashewkerne

Zwiebeln schälen, kleinhacken und in Öl glasig braten. Hähn-chenbrustfilets in Scheiben schneiden, mit den Zwiebeln gold-braun braten und aus der Pfanne nehmen. Brokkoli putzen und mit Gemüsebrühe in der Pfanne gardünsten. Dann die Sahne hinzufügen und mit Pfeffer, Salz und Zitronensaft abschmecken. Alles bei mittlerer Hitze etwa 2 bis 3 Minuten unter ständigem Rühren kochen, bis die Sauce eindickt. Cashewkerne in einer zweiten Pfanne ohne Öl anrösten und darübergeben.
Als Beilage Reis servieren.

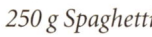 Hähnchenbrust hat wenig Kalorien und wenig Fett, dafür viel Eiweiß. Reis und Brokkoli liefern noch Kohlenhydrate und Eisen.

PASTA-PARTY

Rosmarinspaghetti mit Lammkoteletts

(für 2 Personen)

250 g Spaghetti
Olivenöl
1 kleine Zwiebel
1 Knoblauchzehe
1 Tomate
8 Lammkoteletts à 40 bis 50 g
1 Chilischote
1 Zweig Rosmarin
frischer Parmesan

Die Spaghetti in reichlich Salzwasser und etwas Olivenöl bissfest kochen. Abgießen und kalt abspülen. Die Zwiebel, Knoblauch und die Tomate würfeln und in reichlich Olivenöl anbraten. Lammkoteletts mit Salz und Pfeffer würzen und in einer zweiten Pfanne mit Olivenöl von jeder Seite ca. 3 Minuten braten. Nun die kleingehackte Chilischote (je nach Geschmack vielleicht auch nur eine halbe) in die Pfanne mit den Tomaten geben, die Spaghetti und den Rosmarin (der vorher vom Stiel entfernt wurde) dazu und alles gut durchschwenken, bis die Spaghetti heiß sind. Die Spaghetti auf Teller verteilen und die Lammkoteletts darüber verteilen. Dazu den gehobelten Parmesan reichen.

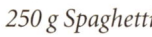 Das Überraschungsgericht auf jeder Pasta-Party. Nicht das Fleisch wird mit frischem Rosmarin gewürzt, sondern hier ein-

mal die Nudeln. Und wer kein Lamm mag, der nimmt einfach ein paar kleine Kalbsschnitzel dazu.

OLAF HAGEN, *Achilles-Läufer und Koch*

Penne mit grünem Spargel

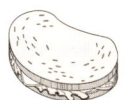

(für 4 Personen)

500 g grüner Spargel
Saft einer halben Zitrone
500 g Penne
Salz, weißer Pfeffer (oder Piment d'Espelette)
frisch geriebener Parmesan nach Belieben
(150 g dürfen es schon sein)
Butter

Grünen Spargel in Stücke schneiden (etwas kürzer als die Penne), falls das untere Ende holzig ist, großzügig wegschneiden. In einem großen Topf Salzwasser zum Kochen bringen, etwas Zitronensaft dazugeben und die Spargelstücke zirka 2–3 Minuten sehr bissfest kochen. Dann abgießen und kalt abschrecken – so bleibt der Spargel schön grün. Penne nach Vorschrift al dente kochen, abgießen. Im selben Topf etwas Butter zergehen lassen, Spargelstücke dazu, mit Salz und weißem Pfeffer, oder noch besser Piment d'Espelette, abschmecken, nur sehr kurz erwärmen (sonst wird die Spargelfarbe wieder stumpf) und mit den heißen Nudeln mischen. In eine vorgewärmte Schüssel geben und mit frisch geriebenem Parmesan servieren.

☞ Aber bitte keine Eiernudeln, sondern die aus Hartweizengrieß nehmen. Die liefern mehr Kohlenhydrate.

TORSTEN OELSCHER alias PARISIAN,
Chefkoch der Achilles-Läufercommunity

Pasta mit Rosenkohl

(4 Personen oder 2 hungrige)

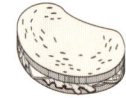

300 g Rosenkohl
1 Zitrone (unbehandelt)
300 g Tagliatelle
80 g Speck
100 g Schalotten
30 ml Gemüsebrühe
Salz, Pfeffer
Olivenöl
Muskat
frische Petersilie

Rosenkohl putzen und vierteln. Topf mit Wasser aufsetzen, zum Kochen bringen, salzen. Saft von einer halben Zitrone zugeben. Rosenkohl 2 Minuten darin blanchieren. In einem anderen Topf Tagliatelle kochen. In einer tiefen Pfanne gewürfelten Speck und fein geschnittene Zwiebel andünsten. Rosenkohl dazugeben und 1 Minute braten. Mit Gemüsebrühe ablöschen und 2 Minuten köcheln. Sahne dazu, mit Muskat, Pfeffer und Salz abschmecken. Tagliatelle unterheben. Mit geriebener Zitronenschale und frisch gehackter Petersilie abschmecken.

Für die, die sich nicht wie Achim beim Marathonstart ein Bier aufmachen und den Lauf im Fernsehen gucken.

Power-Milchreisriegel

(10 Riegel)

1 l Milch, 1,5 % Fett
250 g Milchreis
1 Apfel
2 Feigen
50 g Rosinen
2 EL Honig
Zimt

Die Milch aufkochen, dann den Milchreis dazugeben. Unter Rühren fünf Minuten kochen lassen. Topf vom Herd nehmen, eine halbe Stunde quellen lassen. Danach den kleingeschnittenen Apfel, die kleingeschnittenen Feigen, Rosinen und den Honig dazugeben, mit Zimt abschmecken. Das Ganze auf ein mit Backpapier ausgelegtes Blech streichen und bei 200 Grad eine halbe Stunde backen. Nach dem Abkühlen in zehn Riegel schneiden.

☛ Aber nur, wenn bis zum Start noch 3 bis 4 Stunden Zeit sind.

Ein Brötchen oder zwei Toastscheiben

mit Marmelade oder Honig

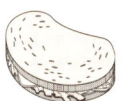

Achims schnelle Weltmeistermarmelade

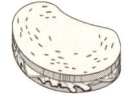

1 kg Sauerkirschen
500 g Gelierzucker 1 : 2

Frische Sauerkirschen waschen, entsteinen und je nach Geschmack halbieren. Zucker und Kirschen in einem Topf zusammenrühren, 20 Minuten in den Kühlschrank stellen und Saft ziehen lassen. Danach auf dem Herd zum Kochen bringen, bis es richtig blubbert. 3 Minuten kochen (blubbern) lassen. Twist-off-Gläser auf ein feuchtes Tuch stellen und die heiße Marmelade in die Gläser füllen. Deckel zuschrauben und das Glas 5 Minuten auf den Kopf stellen.
Nach 2 bis 3 Stunden ist die Marmelade fest.

☛ Kann bis zu einer Stunde vor dem Start gegessen werden.

NOTFALL-TIPP

Wenn der Magen rebelliert

1 l frisch abgekochtes Trinkwasser
40 g (8–10 TL) Zucker
1 TL Kochsalz
$\frac{1}{2}$ TL Backpulver

☛ Unbedingt vorher schon einmal ausprobieren (vor einem längeren Trainingslauf), ob für Magen und Blutzuckerspiegel verträglich.

Geheimrezepte beim Marathon
Verpflegung für 42,195 Kilometer

Generell gilt:

- Was im Alltag an Nährstoffen fehlt, kann im Wettkampf nie ersetzt werden.
- Je größer der Anstrengungsgrad, je höher das Gewicht und je heißer die Außentemperatur, desto höher der Schweißverlust.
- Im Marathon etwa nach 30 Minuten beginnen zu trinken, um einen frühen Flüssigkeitsmangel zu vermeiden.
- Mehr als 600 bis 800 ml pro Stunde verträgt der Magen nicht.
- Eigenes Getränk: Pro Liter ungefähr 2 g Salz (Natriumchlorid) beifügen oder Natron (Speisesoda).
- Während literweise reines Wasser zu Blutverdünnung führen kann, bewirken Mineralien oder Traubenzucker in zu großen Mengen oft Magenkrämpfe und Übelkeit.
- Vorher erkunden, welche Getränke an der Strecke gereicht werden – gibt es nur Wasser, selbst für Kohlenhydratnachschub sorgen (am besten Maltodextrin). Eigenverpflegungstische nutzen, um eigene Rationen zu deponieren.
- Bananen benötigen zwei Stunden, um verdaut zu werden und bis die Kohlenhydrate im Blut ankommen. Jedes Stück lange kauen, sonst liegt es zu schwer im Magen.
- Magnesium während des Marathons hilft nicht mehr gegen Muskelverhärtung oder -krämpfe.

PROFIREZEPTE:

Ulrike Maisch, Marathon-Europameisterin 2006

»Während eines Marathons trinke ich Kamillentee mit Honig. Das ist gut verträglich, und der Honig gibt mir Energie.«

Sabrina Mockenhaupt, mehrfache Marathon-Siegerin:

»Mein Lieblingssportgetränk besteht aus $^3/_4$ Liter Wasser und $^1/_4$ Liter Red Bull. Im Marathonlauf wird die Mischung ab km 30 verändert, und ich trinke $^1/_2$ Liter Wasser auf $^1/_2$ Liter Red Bull. Unverdünnt wäre der Energydrink zu süß und ich würde Magenprobleme bekommen. Durch Zucker und Koffein wird der Läufer gerade in der Endphase schnell gepuscht.«

Peter Bartel, Ultraläufer

»Ich brauche während eines langen Laufes immer überproportional viel Cola. Bei einem 24-Stunden-Lauf habe ich sogar erlebt, wie jemand mitten im Rennen, mitten in der Nacht, eine Currywurst verputzte. Das würde bei mir nicht gehen. So reagiert eben jeder Körper anders.«

Peter Greif, Lauftrainer

»In gut 90 Prozent meiner 60 Marathons trank ich im Rennen gar nichts. Dies auch bei meiner Bestzeit 1984 als 41-Jähriger mit 2:24:12 Stunden in Frankfurt. Der Hype mit den Getränken unterwegs kam erst auf, als es plötzlich Läufer gab, die mehr als drei Stunden benötigten.«

Jens Karraß, Lauftrainer:

»Für Zeiten über 3:30 Stunden und die höheren Gewichtsklassen empfehle ich die Krafttuben diverser Firmen – zwei am Mann beziehungsweise der Frau. Den ersten Klebebeutel nach 90 Minuten, den zweiten nach zweieinhalb Stunden. Wer Angst hat, nimmt drei mit!«

Achim Achilles:

»Je teurer das Aminopräparat, desto stärker fühle ich mich. Deshalb schütte ich 3 Esslöffel von Mark Warneckes Eiweißpulver in ein halbes Glas Grapefruitsaft (pink). Bitte so lange rühren, bis sich das Pulver wider Erwarten doch noch aufgelöst hat. Mit Leitungswasser auffüllen.«

8

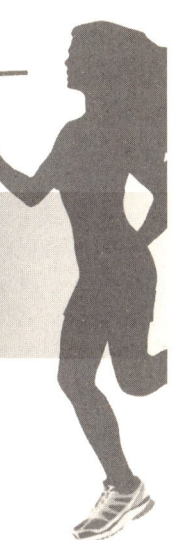

Nach dem Marathon

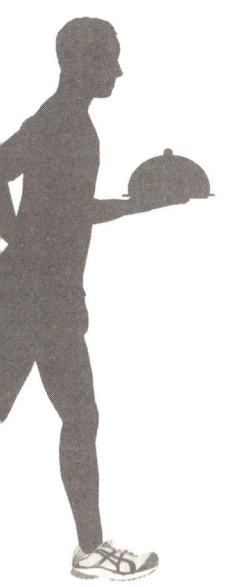

+++ ACHIMS TAGEBUCH +++

15 Uhr
Kleines Nickerchen gemacht,
unangenehmer Pelz im Mund.
Ist da nicht ein Kratzen im Hals?
Training in Gefahr.
Gegessen: Pfefferminzdrops.
Getrunken: nichts.

++++++++++++++++++++++++

Nach dem Rennen ist vor dem Essen

Endlich geschafft: 42 verflixte Kilometer weggetrampelt. Alles tut weh. Der Magen brennt. Während sich der Marathonroutinier mit alkoholfreiem Hefeweizen und Matschbananen belohnt, schleppt sich der Debütant mit letzter Kraft zum nächsten Italiener, um wahllos in sich hineinzustopfen, was er die vergangenen Monate so schmerzlich entbehrt hat: Pizza, Pasta, Pannacotta und ganz viel Wein. Das Problem: Gerade nach anstrengenden Läufen ist der Appetit plötzlich verschwunden; schon der Gedanke an feste Nahrung stülpt die Innereien manches Ausdauersportlers nach außen. Aber es gibt noch ganz andere Typen des Post-Marathon-Essers: das Modell Twiggy, den Aminoanbeter und natürlich Humpen-Horst. Achim Achilles präsentiert eine Auswahl der verrücktesten Zielliniengourmets.

Der Sellerist
Von hagerer Statur, die in ausgewaschenen Laufklamotten der achtziger Jahre steckt. Meist ein Kapitalismuskritiker, der etwas außerhalb wohnt und unter den Augen seiner monströsen Generalsgattin einen großen Nutzgarten hegt. Stets unter der Fuchtel dieser vegetarischen Dogmatikerin, die Fenchel, Zucchini und andere pflanzliche Ungenießbarkeiten mit bei Vollmond aufgebrachtem Pferdedung zu Rekordgrößen züchtet. Der Sellerist kennt Fleisch nur von früher aus dem Fernseher, aber der ist längst abgeschafft. Laufen bedeutet für den Gatten die tägliche kleine Flucht. Kommt wegen seines Untergewichts beim Marathon unter vier Stunden ins Ziel, wird dafür mit schlabberigen Auberginenlappen aus der Tupperdose belohnt.

Der Allesfresser
Hält Ernährungstipps für völlig überbewertet und Vegetarier für Spaßbremsen. Läuft nur, um sich noch im Ziel mit allem zu stär-

ken, was die Lebensmittelindustrie an Zuckerhaltigem erfindet. Wichtig: Die Verpackung muss möglichst grell gestaltet sein. Bevorzugter Treibstoff: Saure Heringe in Giftgrün, Schokobonbons mit Karamellkern und spaceblauer Isodrink. Plündert direkt nach dem Zieleinlauf den gesamten Riegelvorrat des nächsten Kiosks. Weil er statt eines Magens über eine innere Zerreißmaschine verfügt, muss er sich danach nicht mal übergeben.

Der Aminoanbeter

Glaubt an Vorsprung durch Pharmazie. Bunkert ausschließlich Funktionsfood in seinen Vorratsschränken. Warum eine ordinäre Möhre knabbern, wenn eine Tablette das Zehnfache an Vitaminen bietet? Einziges Problem: Die Tablette kostet auch das Zehnfache. Wäre der ideale Astronaut für eine Marsmission, weil er keine andere Nahrung kennt als Pillen und Pulver. Hat sich vor dem Rennen mit High-Speed-Eiweiß-Drinks vollgesogen und unterwegs Guarana-Glucose-Gels gelutscht, die das bittere Aufstoßen der Blutverdünnungspillen überdecken. Genehmigt sich im Ziel einen selbstkreierten Mix aus Phosphaten, Molybdän und ausgesuchten Aminosäuren. An fortgesetzten ekligen Körpergeräuschen eindeutig zu identifizieren.

Die Schweinebacke

Seine Mutti hat den Krieg noch miterlebt und ist daher fest überzeugt, dass gute Butter, Mehl und Eier den höchsten Nährwert bergen. Schweinebacke futtert vergnügt jeden Fettstreifen mit, den jeder normale Läufer angeekelt auf dem äußersten Tellerrand platzieren würde, und ist fest davon überzeugt, dass das Völlegefühl so heißt, weil dann die Energiespeicher völlig gefüllt sind. Schafft den Marathon knapp unter sechs Stunden, aber nur, weil ihn der Gedanke an ein Blech Butterkuchen im Ziel motiviert, mit viel Sahne natürlich.

Der Humpen-Horst
Schwört auf den Treibstoff Alkohol. Verzichtet auf die Pasta-Party
(»Kinderkacke«), betreibt Carboloading am Abend vorher ausschließlich mit frisch gezapftem Pils. Stolpert meist mit einer
Viertelstunde Verspätung zum Start, weil er verschlafen hat. Ist
aber auch egal, denn Marathon bedeutet für ihn nicht Bestzeit-
jagd, sondern Volksfest. Bleibt bei jeder Musikkapelle stehen, di-
rigiert so lange, bis er wieder Luft hat. Spaziert die letzten 15 Kilometer und reißt dabei Zuschauern das Dosenbier aus der Hand.
Kommt kurz vor Abbau der Zeitnahme ins Ziel und schreit: »Wo
ist mein Pils?« Tankt aus Mangel an richtigem Bier notgedrun-
gen mit alkoholfreiem Weizen nach. Verfügt über die Mentalität
des Fremdenlegionärs, der Dehydrierung für eine völlig normale
Körperfunktion hält.

Twiggy
Betrachtet Marathon als höchste Form der Diät. Sieht aus wie
eine alte Lederaktentasche und läuft auch so. Weil sich jeder
Tropfen Flüssigkeit auf der Waage niederschlägt, benetzt sie unterwegs bestenfalls die Lippen. Gönnt sich im Ziel ein halbes Glas
Wasser, lauwarm, dafür ohne Sprudel, das nur an hohen Feiertagen mit einer Viertel Vitamintablette gepimpt wird. Für Mediziner immer wieder ein Wunder, dass es auch außerhalb der
Sahara Lebewesen gibt, die wochenlang ohne Flüssigkeit aus-
kommen können.

Fakten, Fragen, Tipps und Mythen
zur Marathonnachbereitung

Stimmt es, dass nach einem Marathon essensmäßig alles erlaubt ist?
Nein, es ist keine gute Idee, gleich im Ziel ein Belohnungsbier zu
trinken und sich dann mit einer Tüte Chips zu Hause aufs Sofa
fallen zu lassen – Fett und Alkohol verzögern die Regeneration.

Stimmt es, dass ich mir nach einem Marathon am besten gleich den Magen vollschlagen soll?
Jein. Wichtig ist, sofort zu trinken und möglichst bald etwas Leichtes, gut Verdauliches zu essen.

Ich habe während des Marathons regelmäßig getrunken – ist mein Flüssigkeitshaushalt damit ausgeglichen?
Es ist nicht möglich, während eines Wettkampfs genauso viel Flüssigkeit zu sich zu nehmen, wie man verloren hat.

Wie gleiche ich das Defizit am schnellsten wieder aus?
Pro Liter verlorener Flüssigkeit sollten 1,5 Liter getrunken werden. Weil auch die Kohlenhydratspeicher leer sind, kann man mit gesüßten Getränken, die am besten auch Mineralsalze enthalten, zwei Fliegen mit einer Klappe schlagen.

Wie kompensiert man den Salzverlust – Kochsalz löffeln?
Nach einem längeren Wettkampf (ab 1,5 Stunden) ist es wichtig, den Salzverlust auszugleichen, denn zu wenig Natrium kann zu Schwäche, Müdigkeit, Muskelkrämpfen und Kreislaufstörungen führen. Auch Magnesium und Zink sollten übers Essen, ein Sportgetränk oder Nahrungsergänzung zugeführt werden.

Stimmt es, dass Appetitlosigkeit normal ist? Sollte man sich zwingen, etwas zu essen?
Nach dem langen Lauf ist der Magen strapaziert und schreit nicht unbedingt nach Arbeit. Während des Marathons wird er nur gering mit Blut versorgt und braucht einige Zeit, um wieder normal zu verdauen. Dennoch gibt es unmittelbar nach einem Lauf ein Ernährungsfenster, in dem Muskelenzyme besonders aufnahmefähig für die Produktion von Glykogen sind. Je schneller man nach einem Wettkampf wieder isst, desto schneller wird Energie für die Muskulatur bereitgestellt und desto schneller verläuft die Regeneration. Trinken geht auch.

Was esse ich im Ziel am besten?
Kleine Snacks: eine Banane, Sport- oder Müsliriegel. Ein Smoothie ist ideal – der schmeckt, ist leicht bekömmlich und reich an Kohlenhydraten.

Darf man sich ein Gläschen Sekt oder ein Bier genehmigen?
Warum nicht? Wenn der Kreislauf mitmacht. In der ersten Stunde nach dem Wettkampf verlangsamt Alkohol allerdings die Wiedereinlagerung von Glykogen. Größere Gelage also auf später verschieben, zunächst Alkoholfreies trinken.

Wer mittags ins Ziel kommt, hat in der Regel noch einen langen Tag vor sich – wie sollte man den ernährungstechnisch bewältigen?
Für die erste größere Mahlzeit langsam verdauliche Kost wählen: Vollkornprodukte, Nudeln, Reis, Müsli mit Früchten und Honig. Eiweiß beschleunigt die Regeneration: Eiweißreiche Mahlzeiten, zum Beispiel Weißbrot mit Käse, Pellkartoffeln und Quark, Joghurt oder Amaranth, sind besonders nach langer, harter Belastung wichtig für Muskulatur, Sehnen, Bänder und das Immunsystem. In der Regel ist es besser, im Laufe des verbleibenden Tages verschiedene kleine Snacks zu sich zu nehmen als nur einmal eine große Portion.

Achims Tipp für das post-marathonale Motivationstief:
Da ich nach dem Marathon esse wie vor dem Marathon, ist die Sache ziemlich einfach: Spätestens nach fünf Kilogramm plus stehst du vor der Entscheidung, ob du sofort wieder losläufst oder noch weitere fünf Kilogramm abwartest. Oder willst du etwa weniger essen? Mein Motivationscoach ist die Waage.

REZEPTE

alkoholfreies Weißbier, halbe/halbe gemischt mit Cola Lemon – garantiert exzellente Rülpser.

NACH DEM RENNEN

Wiener Schnitzel mit Kartoffelsalat

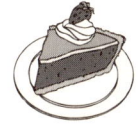

(für 4 Personen)
Für Sportler: Puten- statt Kalbsschnitzel

4 Schnitzel aus der Kalbskeule à 180 g
Salz, frisch gemahlener Pfeffer
4 EL Mehl
2 verquirlte Eier
4 EL Semmelmehl (vom Bäcker)
300 g Butterschmalz zum Ausbacken
1 Zitrone, vierteln

Die Schnitzel flachklopfen, bis sie etwa einen halben Zentimeter dick sind. Mit Salz und Pfeffer würzen, im Mehl wenden und überschüssiges Mehl abschütteln. Danach im verquirlten Ei und locker in den Semmelbröseln wenden. In einer Pfanne mit hohem Rand auf mittlerer Flamme das Butterschmalz erhitzen. Die richtige Temperatur ist erreicht, wenn kleine Bläschen an einem Holzspießchen aufsteigen, das ins heiße Fett getaucht wird. Nacheinander die Schnitzel im Fett schwimmend ausbacken, bis sie sich wellen und eine goldbraune Kruste haben. Die Hitze jeweils sorgfältig regulieren, so dass die Kruste weder verbrennt noch sich voll Fett saugt. Fertige Schnitzel herausheben und auf Küchenpapier entfetten.

Für den Kartoffelsalat

600 g festkochende Kartoffeln
3 fein gewürfelte Schalotten
4 EL Apfelessig
3 TL mittelscharfer Senf
80 ml Sonnenblumenöl
200 ml Rinderbrühe
Salz, frisch gemahlener schwarzer Pfeffer
4 EL gebratene Räucherspeckwürfel
je 1 EL fein geschnittene Petersilie und Liebstöckel

Kartoffeln in der Schale kochen, heiß pellen. Schalotten würfeln, mit Apfelessig, Senf, Sonnenblumenöl, Brühe, Salz und Pfeffer für die Marinade verquirlen. Kartoffeln in Scheiben schneiden und noch warm in der Marinade wenden. Speck auslassen und zuletzt mit den Kräutern unter den Salat heben. Mindestens 6 Stunden ziehen lassen. Vor dem Servieren vorsichtig erwärmen.

☞ Putenschnitzel sind fettarm, liefern viel hochwertiges Eiweiß für die Regeneration und den Muskelaufbau und halten lange satt.

PHILIPPE LEMOINE, *Küchenchef im Berliner Restaurant »Borchardt«*

Nudelfrittata

(für 4 Personen)

1 Stück mittelalter Parmesan (ca. 80 g)
3 Tomaten (oder 6 Kirschtomaten)
4 dünne Scheiben San-Daniele- oder Serrano-Schinken
250 g Vollkornspaghetti
gehackte Petersilie
8 EL Olivenöl
4 große Eier
Salz, Pfeffer, Prise Zucker

Parmesan reiben, Tomaten würfeln, Schinken in feine Streifen schneiden. Nudeln in reichlich Salzwasser al dente kochen. Abgießen, abtropfen lassen und in einer großen Schüssel mit 2 EL Käse bestreuen. Schinken, Tomaten, Petersilie und 2 EL Öl zugeben, alles mit einer Gabel mischen und lauwarm abkühlen lassen. Die Eier mit Salz und reichlich Pfeffer, einer Prise Salz verquirlen. Über die Nudeln gießen und erneut mischen, bis die Nudeln gleichmäßig von den Eiern überzogen sind. In einer großen Pfanne 3 EL Öl erhitzen. Darin die Hälfte der Frittatamasse verteilen und bei mittlerer Hitze etwa 3 Minuten braten, bis sich die Frittata vom Pfannenboden löst. Frittata auf einen großen Deckel gleiten lassen, noch 1 EL Öl in die Pfanne geben und die gewendete Frittata knapp 3 Minuten braten, bis sie an der Unterseite leicht gebräunt, in der Mitte aber noch weich ist. Die restliche Masse im verbliebenen Öl ebenso braten und abkühlen lassen. In Tortenstücke schneiden und alles mit dem restlichen Käse bestreuen.

Leichte Gemüsesuppe

(für 4 Personen)

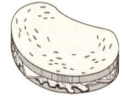

300 g Fenchel
300 g Brokkoli
1 Knoblauchzehe
1 Zwiebel
2 TL Öl
$^1/_2$ l Gemüsebrühe
Salz, Pfeffer, Zucker
500 g Tomaten passiert
1 Bund Basilikum
1 rote Paprika
20 g Pinienkerne

Das Gemüse putzen und würfeln. Die Zwiebeln und den Knoblauch fein hacken und in 1 TL Öl anbraten. Das Gemüse, die Gemüsebrühe und die passierten Tomaten hinzugeben. Mit Salz, Pfeffer und etwas Zucker würzen und ca. 10 Minuten köcheln lassen. In der Zwischenzeit das Basilikum und die Paprika kleinschneiden und mit den Pinienkernen und 1 TL Öl pürieren. Salzen und pfeffern. Die Paste zur Suppe geben.

Banane-Blaubeer-Smoothie

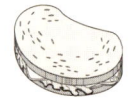

$^1/_2$ Banane
100 g Blaubeeren (je nach Jahreszeit evtl. TK)
115 g Joghurt (1,5 % Fett)
1 TL Vanillezucker
$^1/_2$ TL Honig
50 ml Wasser

Alle Zutaten in einen Becher geben und pürieren. Schmeckt kalt am besten.

Kartoffel-, Nuss-, Zucchinischnitte aus dem Ofen

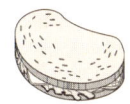

(für 2 Personen)

600 g Zucchini
Salz, Pfeffer
300 g Kartoffeln
Muskat
10 g Pinienkerne
10 g Walnusskerne
10 g gemahlene Haselnüsse
10 g gemahlene Mandeln
125 g Mozzarella

Zucchini putzen und längs in $^1/_2$ cm dicke Scheiben schneiden. Ein Backblech mit Backpapier auslegen und die Zucchinischeiben darauflegen. Leicht mit etwas Salz und Pfeffer würzen. Kartoffeln schälen und in dünne Scheiben schneiden. Auf die Zucchini nun die dünnen Kartoffelscheiben legen. Mit etwas Salz und Muskat würzen. Pinienkerne und Walnüsse grob hacken und mit den gemahlenen Haselnüssen und Mandeln mischen. Mozzarella in Würfel schneiden. Die Nussmischung auf die Kartoffelscheiben verteilen und mit dem Mozzarella belegen. Den Backofen vorheizen und bei 160 Grad Umluft die Schnitten ca. 35 Minuten garen.

☛ Das geniale Gericht, wenn nach dem Wettkampf noch Vegetarier mit heimkommen, gibt viel Energie zurück nach einem Lauf.

OLAF HAGEN, *Achilles-Läufer und Koch*

Stockfisch-Kartoffel-Auflauf

(für 4 Personen)

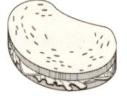

600 g Stockfisch
600 g Kartoffeln
¹/₂ l Milch
¹/₂ l Wasser
1 Thymianzweig, 1 Lorbeerblatt
3 Zwiebeln
3 EL Butter (je zur Hälfte zum Zwiebeldünsten, die andere Hälfte
für die Auflaufform)
3 Knoblauchzehen
weißer Pfeffer
3 EL Crème fraîche

Stockfisch entsalzen. Kartoffeln schälen, waschen und in dünne
Scheiben schneiden. Milch und Wasser in einen Topf geben, mit
Thymian und Lorbeerblatt aufkochen. Den Stockfisch etwa 8 Minuten darin pochieren (Flüssigkeit darf nicht kochen). Danach
kurz kalt abspülen und zerteilen, eventuell Gräten entfernen. Zwiebeln in halbe Ringe schneiden und in etwas Butter glasig dünsten. Knoblauchzehen fein hacken, zu den Zwiebeln geben. Vom
Feuer nehmen und mit dem Stockfisch vermischen, mit weißem
Pfeffer würzen, nicht salzen. Eine Auflaufform buttern, die Kartoffelscheiben überlappend hineinlegen, bis der Boden gleichmäßig bedeckt ist, danach mit der Fischmischung belegen, wieder
eine Schicht Kartoffeln, Fisch etc. Letzte Schicht sind Kartoffeln.
Einige Kleckse Crème fraîche obendrauf, bei 190 Grad auf mittlerer Schiene backen, bis der Auflauf eine schöne goldbraune
Farbe hat (ca. 45 Minuten).
Kein Diätessen, aber wegen Kohlenhydraten plus Salz gut zur Re-
generierung nach einem Marathon. Grünen Salat dazu.

Torsten Oelscher alias Parisian,
Chefkoch der Achilles-Läufercommunity

9

Essen und Laufen in Extremsituationen

Von Hochsommerschwüle bis sibirische Kälte

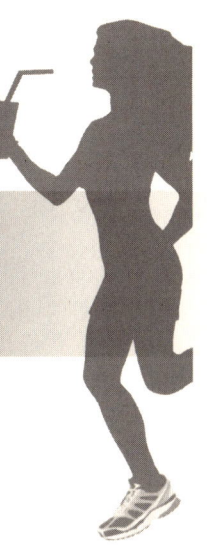

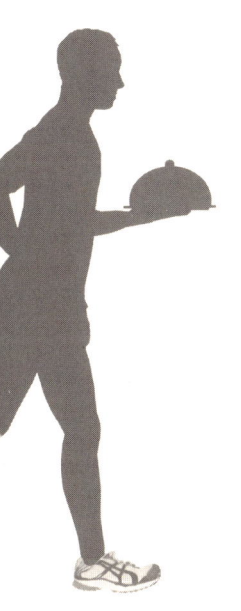

+++ ACHIMS TAGEBUCH +++

18 Uhr
Stolz – seit dem Mittag nichts gegessen außer einer fingernagel-dünnen Scheibe Schwarzwälder Kirschtorte.
Jetzt erst mal ein Käsebrot (Kohlenhydrate fürs angedachte Training).
Getrunken:
0,5 l stilles Wasser, mit Zitronensaft.

+++++++++++++++++++++++++

Oh Stuttgart, du heiße Hexe

Der Berliner läuft gern in Berlin. Denn dort gibt es viele Berliner. Das ist gut, denn der Berliner mag kein Gehetze. Achim Achilles aber liebt Herausforderungen. Deshalb startete er in Stuttgart. Unter unmenschlichen Wetterbedingungen.

Stuttgart ist ja die Sporthauptstadt der Republik. In Schwaben sind Kompetenz, VfB und Jubel zu Hause. Jürgen Klinsmann stammt von hier, Dieter Baumann und Volker Kauder. Die Stuttgarter haben unserer WM-Elf zum dritten Platz 2006 einen sensationellen Empfang beschert. Historiker wissen: Rad- und Leichtathletik-WM in Stuttgart, das waren legendäre Partys. Das Publikum ist das beste der Welt, was daran liegt, dass etwa ein Viertel der Stuttgarter hauptberufliche Jubelkräfte sind, die die Stadt auf Kommando in Hochstimmung versetzen. Zwischen den Großveranstaltungen werden diese Profijubler ins künstliche Koma befördert. Das spart Unterhalt, hält die Arbeitslosigkeit niedrig und erklärt die nächtliche Grabesstille.

Stuttgart, das ist Leischtung und Begeischterung, und der hiesige Halbmarathon die brutalschte Prüfung für den Läufer und sein Kühlungsvermögen. Hitzeschlacht. Jedes Jahr ein Toter, mindestens. Läufer leiden. Menschen jubeln. Oh Stuttgart, du heiße Hexe. Schon am Tag zuvor flirrt schwäbischer Ehrgeiz durch die Stadt. An der U-Bahn-Station »Rathaus« betrachtet eine Gruppe Viertklässler interessiert eine große Reklame für die Männerzeitschrift *Penthouse*, während eine hochnervöse Mutter letzte Instruktionen für den Kinderlauf verteilt.

Stuttgarter Mütter sind vor allem praktisch orientiert: kompakt gebaut wie die neue B-Klasse, tragen sie die pflegeleichte Gardinenfrisur von Mireille Mathieu und dazu hocherotische Teva-Sandalen. »Verlasset den Zielbereich nicht ohne Medaille«, befiehlt die Schwaben-Mireille und prüft den Sitz der Startnummern. »Auch der Hundertschte kann noch Sieger sein, isch ja Einzelzeitmessung.« Mutti deutet auf den Chip an den Kinderfüßen. »Ihr müsset taktisch klug laufen.« Die Kleinen machen sich fast in die Hose vor Angst. Ich auch.

Leistungswillen ist dem Berliner unheimlich. Und es wird noch schlimmer. »Die Strecke isch Mischt«, sagt die Startnummernfee bei der Anmeldung, »kein Schatten, viele Anstiege.« Na prima. Perfekte Panikmache auch vom Ernährungsexperten Feil. Er rät beim Gesundheitssymposium zur Extraportion Backpulver, für den Natriumhaushalt. Mischt! Woher am Samstagabend Backpulver kriegen? Ich tröste mich mit Schwaben-Epo: der Maultasche. Die hat den Dieter auch schnell gemacht. Gibt es eigentlich Zahnpasta mit Maultaschengeschmack?

Unruhige Nacht. Tonnen von Mineralstoffen in Stuttgarts nächtlicher Schwüle austranspiriert. Wilde Träume von Backpulver, durch gerollte Startnummern konsumiert. Schwitzend zum Start. Ich höre im Dixiklo, wie der Dieter sein taktisches Konzept erklärt: die ersten zehn Kilometer mit Gefühl, dann fünf verhalten und »den Rescht volle Kischte«. Die Stuttgarter Dixis sind eine zartorange Zierde des öffentlichen Sanitärwesens.

Der Einpeitscher weist noch einmal drohend auf den alljährlichen Todesfall hin. Seien wir ehrlich: Der finale Infarkt bei Kilometer 19 ist für den Durchschnittssportler die einzige Chance, Laufsportgeschichte zu schreiben. Aber welche Strategie nehmen wir jetzt? »Volle Kischte« oder einfach nur Überleben? Im Startblock schwitzen sich panische Läufer schweigend an. Ich spüre spontanes Unwohlsein aufgrund verschärften Mineralienmangels. Last-Minute-Atteste sind eine prima Marktlücke.

Start. Auf zur Hitzeschlacht im Hexenkessel. Schweißbäche noch vor der Startmatte. Es geht durch die anmutigen Industriegebiete Untertürkheims. In ein paar Jahren beschäftigt Deutschlands großer Automobilbauer hier nur noch ein paar Show-Arbeiter in einer Art Freilichtmuseum. Die ersten beiden Kilometer erst mal ganz ruhig. In Tritt kommen. Hauptsache, unter 10 Minuten. Der Blick auf die Uhr ist niederschmetternd. Über 11 Minuten. Die haben sich bei der Strecke vermessen. Die Beine zittern.

Bei Kilometer 4 die erste Wasserstelle. Viel zu spät. Die Zeit rennt unerbittlich gegen mich. Der Plan, bei Kilometer 10 unter 50 Minuten zu sein, ist dahin und mithin jegliche Bestzeitpläne. Eigentlich könnte ich aussteigen und Maultaschen frühstücken. Füße schmatzen in Schuhen. Sind die Sohlen so weich oder der Asphalt? Wasserstellen alle zwei, drei Kilometer, dazu Rasensprenger der Anwohner. Immer wieder kurze gemeine Anstiege. In Berlin ginge die Route als Hochalpinstrecke durch. Gekochtes Hirn.

Zwischen Kilometer 15 und 16 überlege ich, wann der Zeitpunkt für »volle Kischte« gekommen ist. Heute gar nicht. Am Straßenrand liegen Läufer auf Rotkreuztragen und starren ins Leere. Die anderen taumeln vor sich hin. Zieleinlauf ins Daimlerstadion. Menschen knien auf der Laufbahn, die Hände gefaltet zum Himmel gereckt. Tiefe Dankbarkeit durchfährt den Läufer. Wir haben Stuttgart überlebt.

Fakten, Fragen, Tipps und Mythen zur Ernährung bei extremer Hitze und Kälte

SOMMER

Stimmt es, dass kalte Getränke meinen Körper kühlen?
Nein, generell ist es besser, bei Hitze warme Getränke aufzunehmen, die zu einem leichten Schwitzen führen. Dadurch kühlt der Körper ab, ohne dass der Kreislauf belastet wird. Bei eiskalten Getränken hingegen versucht der Körper, die Temperatur auszugleichen, wodurch man noch mehr schwitzt. Gut, wenn auch nicht lecker, ist zimmerwarmes Mineralwasser mit Natrium, Kalium, Magnesium und Zink oder lauwarmer Früchtetee, ver-

dünnte Obst- und Gemüsesäfte (Mischverhältnis 1 : 1), fettarme Milch oder Kakao.

Ist es besser, vor dem Lauf auf einmal viel zu trinken oder besser in kleinen Dosen?

Eineinhalb bis zwei Liter Flüssigkeit verliert unser Körper normalerweise pro Tag. Sport an heißen Tagen kann die Menge sogar verdreifachen. Bei hohen Umgebungstemperaturen steigt die Körperkerntemperatur des Läufers an. Um diese abzusenken, schwitzt er mehr, das Herz wird zusätzlich belastet. Vor dem Lauf viel trinken, bis zu zwei Liter – aber nicht alles auf einmal, sondern schlückchenweise, damit der Körper die Flüssigkeit schneller aufnehmen kann. Trinkt man zu schnell, wird das meiste ungenutzt ausgeschieden. Auch bei hohen Temperaturen muss in der Regel erst bei Läufen über einer Stunde unterwegs getrunken werden. Statt peinlicher Trinkflaschen bieten Wasserleitungen, Friedhofsbrunnen oder Bäche Erfrischung.

■ **TIPP**: Eine kalte Dusche unmittelbar vor dem Training sorgt dafür, dass das Schwitzen später einsetzt.

Wie entsteht Kopfschmerz bei Schwüle?

Ist es schwül, verdunstet der Schweiß nicht oder kaum, die Tropfen bleiben auf der Haut. Das Prinzip der Verdunstungskälte greift nicht mehr. Folgen sind Flüssigkeitsmangel, Kopfschmerzen, Übelkeit, Müdigkeit, Konzentrationsschwäche, Schwindel bis hin zu Muskelkrämpfen und Kreislaufkollaps. Bei Hitze braucht der Körper länger, um sich zu erholen.

Zu heiß, kein Appetit – was tun?

Hühner- und Gemüsebrühen, wasserhaltiges Obst und Gemüse. Was das ganze Jahr über gilt, sollte bei Hitze besonders beachtet werden: Vollwertig und viel Obst und Gemüse essen, weniger Fett und Eiweiß, das den Kreislauf belasten könnte.

Im Winter kommt es darauf an, das Immunsystem zu stärken. In der ersten halben Stunde nach dem Laufen ist der Körper besonders anfällig für Erkältungen. Die Ernährung trägt dazu bei, den Körper auch bei Minus-Temperaturen leistungsfähig zu halten.

Stimmt es, dass ich im Winter weniger trinken muss?
Nein, Läufer sollten darauf achten, dass sie im Winter genauso viel trinken wie zu jeder anderen Jahreszeit. Durch die Kälte haben viele das Gefühl, weniger zu schwitzen und trinken weniger.

Was sind gute Vitaminspender im Winter?
Saisonale Produkte aus der Region enthalten besonders viele Vitamine: Rote Rüben, Kohlsprossen, Feldsalat oder Nüsse. Auch Knoblauch, Zwiebeln, Lauch, Schalotten, Schnittlauch, Kohl, Kresse, Meerrettich und Senf stärken die Abwehr.
Vitamin A ist wichtig für die Haut. Den Tagesbedarf decken bereits eine Portion Salat oder Brokkoli bzw. zwei kleine Karotten. Vitamin C ist für seine positive Wirkung auf das Immunsystem besonders bekannt. Eine große Portion Sauerkraut oder Kohl deckt den Tagesbedarf von Erwachsenen. Auch gut: Kiwi, Zitrusfrüchte und grüne Paprika. Vitamin D ist wichtig für die Knochen, steigert die sportliche Leistungsfähigkeit, ist im Winter aber Mangelware, denn die beste Quelle ist Sonnenlicht. Vitamin-D-Dröhnung durch Lachs, Makrele, Sardinen, Thunfisch, Steinpilze, Milch, Champignons, Margarine, Ei, Schweizer Käse. Wenn im Wald verlaufen: Baumrinde.

Schützen Vitamin-C- und Zinktabletten vor Erkältungen?
Nein. Ein Vitamin-C- oder Zinkmangel kann sich zwar in einer erhöhten Infektanfälligkeit äußern, Tabletten verhindern oder heilen eine Erkältung aber nicht.

Warum hat man im Winter mehr Hunger?

Der Kalorienverbrauch bei Kälte ist höher. Dementsprechend mehr Hunger hat der Läufer. Bei sehr langen oder intensiven Läufen kann das Hungergefühl bereits während des Trainings auftreten. In diesem Fall sollten kohlenhydratreiche Getränke oder Gels aufgenommen werden. Am besten vor dem Training dem Hungergefühl nach dem Training entgegenwirken, indem Sie Ihre Energiespeicher gut auffüllen und schnell nach dem Training mit der Nahrungsaufnahme beginnen. Am sinnvollsten: Nahrungs- mittel, die schnell vom Körper aufgenommen werden.

Welche Lebensmittel wärmen am besten?

Vor allem kohlenhydratreiche Speisen und warme Getränke wie Kakao oder Suppen halten den Körper längerfristig warm, jeden- falls fühlt es sich so an.

Was tun, wenn der Winter das Laufen unmöglich macht?

Statt weniger zu essen, eine andere Sportart ausprobieren, zum Beispiel Skilanglauf (verbraucht durchschnittlich 650 Kalorien pro Stunde), Ski Alpin (550), Schlittschuhlaufen (450), Schwim- men (je nach Tempo 300 bis 600), Wandern (350), Aquafitness (700) – oder machen Sie den Hamster und rennen auf dem Lauf- band.

REZEPTE

Zander auf Specklinsen

(für 4 Personen)

600 g Zanderfilet ohne Haut
Salz, frisch gemahlener Pfeffer
2 EL Öl
einige Spritzer Zitronensaft
1 EL Butter
4 TL Balsamico-Reduktion (zwei Teile Aceto balsamico und 1 Teil
roter Traubensaft zu sirupartiger Konsistenz einkochen. Vor dem
Servieren leicht erwärmen.)

Das Zanderfilet in 4 Portionsstücke schneiden und mit Salz und
Pfeffer würzen. In einer Stahlpfanne wenig Öl erhitzen. Die Filets
in die heiße Pfanne legen und im Ofen bei starker Unterhitze auf
der mittleren Schiene je nach Dicke der Filets 4 bis 7 Minuten
braten. Die Oberhitze dabei ausschalten, damit der Fisch saftig
bleibt. Aus dem Ofen nehmen und die Fischfilets in der Pfanne
wenden. Einige Spritzer Zitronensaft und 1 EL Butter in die
Pfanne geben und darin über milder Hitze die Filets vorsichtig
schwenken.

Für die Specklinsen

150 g französische Berglinsen (Lentilles vertes du Puys), erhältlich
in Reformhäusern und Bioläden
150 g Kartoffeln
100 g Karotten
100 g Sellerie

2 Schalotten
1 EL Öl
60 g gewürfelter Räucherspeck
1 TL Tomatenmark
3 EL Aceto balsamico
150 ml Geflügelfonds
60 g Butter
Salz, Pfeffer
1 Prise frisch geriebene Muskatnuss
1 EL Petersilie

Die Linsen abspülen, in leicht gesalzenem Wasser kurz aufkochen und in einem Sieb abtropfen lassen. Kartoffeln, Karotten und Sellerie waschen, schälen und in etwa 1 cm große Würfel schneiden. Schalotten fein hacken. Die Kartoffelwürfel in Salzwasser garen und abgießen. Das Öl in einem Topf erhitzen. Die Speck- und die Schalottenwürfel einstreuen und kurz anschwitzen. Die Linsen sowie die Karotten- und Selleriewürfel zufügen und unter Rühren einige Minuten andünsten. Das Tomatenmark einrühren und mit dem Aceto balsamico ablöschen. Den Geflügelfonds zugießen und zum Kochen bringen. Auf kleiner Flamme das Gemüse weich garen, herausheben und warmstellen. Die eiskalte Butter in kleinen Flocken in den Fonds schwenken. Die Sauce mit Salz, Pfeffer und einer kleinen Prise geriebener Muskatnuss abschmecken. Danach das Gemüse und die Kartoffelwürfel in die Sauce geben und vorsichtig wieder erhitzen. Zuletzt die Petersilie feinschneiden und unterheben.
Das Specklinsenragout jeweils in die Mitte von 4 vorgewärmten Tellern setzen und mit je 1 Zanderfilet belegen. Mit der Balsamico-Reduktion dünn umranden.

PHILIPPE LEMOINE, *Küchenchef im Berliner Restaurant »Borchardt«*

Rhabarberkompott

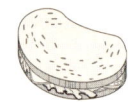

2 kg Rhabarber
125 g Rosinen
250 ml Wasser
200 g Rohrzucker
3 Vanilleschoten
evtl. 4 EL Tapioka (oder Sago)

Rhabarber schälen und in ca. 2 cm große Stücke schneiden, kurz in kochendes Wasser geben (blanchieren), abgießen, mit kaltem Wasser herunterkühlen. Einen Viertel Liter Wasser mit den Rosinen und braunem Zucker aufkochen. Die Hälfte des Rhabarbers dazugeben, 5 bis 7 Minuten kochen. Mark aus drei Vanilleschoten kratzen und dazugeben. Das Ganze in eine Schüssel umfüllen und mit dem restlichen Rhabarber vermischen. Abkühlen lassen.

Ich mag es nicht ganz so flüssig und koche den Rhabarber mit 4 EL Tapioka oder Sago.

Torsten Oelscher alias Parisian, *Chefkoch der Achilles-Läufercommunity*

Möhrensticks

3 Möhren schälen, waschen und in Stifte schneiden. Der Aufwand verbraucht mehr Energie, als in den Karotten steckt.

☛ Beta Carotin schützt die Haut vor zu viel UV-Licht.

Warmer Schokoladenkuchen

(für 6 Personen)

125 g Butter
1 Tafel Bitterschokolade
150 g Zucker
3 Eier
50 g Mehl
500 g Vanilleeis

Butter und Schokolade in kleine Stücke schneiden und im Wasserbad schmelzen (handwarm). Zucker und Eier schaumig rühren. Nun langsam Mehl unter die Ei-Zucker-Masse rühren und danach die Butter-Schokoladen-Masse unterrühren. Den Boden einer runden Springkuchenform mit Backpapier auslegen. Den Teig einfüllen und im vorgeheizten Backofen bei 160 Grad Umluft 30 Minuten backen. Dann 5 Minuten abkühlen lassen, anschneiden und auf Teller verteilen. Dazu eine große Kugel Vanilleeis!

☞ Diesen Kuchen mache ich immer zum Dessert bei einer Nudelparty. Das Gute daran ist, die Reste davon schmecken köstlich auch kalt und geben mir noch den Zuckerstoß vor einem Lauf.

OLAF HAGEN, *Achilles-Läufer und Koch*

Rindfleisch madagassisch

(für 4 Portionen)

800 g Kartoffeln (mehlig kochend)
1 Zwiebel
6 mittelgroße, feste Tomaten
1 EL frischer Ingwer
(reicht eine sehr kleine Knolle oder etwa 5 cm einer größeren)
5 EL Olivenöl
800 g Rindfleisch, in Stücke geschnitten
6 Knoblauchzehen
1 Liter Wasser
1 Schälchen Rucola (250 g)
Salz, Pfeffer

Kartoffeln schälen und würfeln. Zwiebeln schälen und hacken. Tomaten in Stücke schneiden. Ingwer mit dem Kartoffelmesser schälen und reiben. Öl in einem Topf erhitzen, die Rindfleischwürfel dazugeben sowie die gehackten Zwiebeln, Tomatenstücke, Ingwer und 6 ganze, geschälte Knoblauchzehen (wer die olfaktorischen Folgen reduzieren möchte, kaut nach dem Essen etwas Petersilie oder Basilikum. Das neutralisiert den Knoblauchgeruch). 5 Minuten anbraten. Einen halben Liter Wasser zugießen, salzen und 15 Minuten garen. Danach den anderen halben Liter Wasser und die Kartoffelwürfel dazu und weitere 20 Minuten garen. Falls nötig, nach Geschmack Wasser nachfüllen. Abschließend Rucolablätter waschen und abtropfen lassen oder in der Salatschleuder trocknen. Zum Rindfleisch-Kartoffel-Topf zufügen, mit Salz und Pfeffer abschmecken und 5 Minuten zu Ende garen. Auf Teller geben, mit Rucola- oder Feldsalat garnieren – das Auge isst mit!

☞ Nicht das Rindfleisch kommt aus Madagaskar, sondern der Geschmack von Ingwer, Knoblauch und Tomate, der übrigens

144

am nächsten Tag beim Braten von Restbeständen noch intensi-
ver rüberkommt. Besonders reich an hochwertigem Eiweiß und
Eisen – gut und lecker (nicht nur) für Läufer.

ALF DAHL, *Achilles-Läufer*

Hühnchenbrust in Joghurtsauce

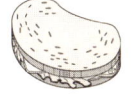

(für 4 Personen)

1 große grüne Paprika
2 Peperoncini
1 kleines Ingwerstück
3–4 Knoblauchzehen
200 ml Joghurt
Salz
Paprikapulver
4 Hühnchenbrüste
1 Bund Petersilie

Die Paprika halbieren, Gehäuse entfernen, waschen und in dünne
Streifen schneiden, zwei Peperoncini hacken, ein kleines Stück
frischen Ingwer schälen und reiben sowie die vier Knoblauchzehen schälen und pressen. Joghurt mit etwas Salz in eine Schüssel geben und mit einem Schneebesen gut verrühren. Alle vorbereiteten Zutaten mischen und etwas Paprikapulver dazugeben.
Die Hühnchenbrust in der Mitte teilen, mit dem Joghurt übergießen und für mindestens zwei Stunden in den Kühlschrank stellen.
Dabei hin und wieder umrühren. Pfanne erhitzen, Hühnchen
hineinlegen, Marinade und reichlich gehackte Petersilie dazugeben, zudecken und ca. zwölf Minuten kochen lassen. Fleisch
herausnehmen und warmstellen. Die Soße auf starker Flamme
kochen und sämig werden lassen. Hühnchen in Scheiben schneiden und mit der Sauce übergießen. Dazu Reis servieren.

Rucolasalat in Balsamico-Dressing
mit Parmesanspänen und Pinienkernen

4 große Bund Rucola
200 g Parmesan
100 g Pinienkerne
1 EL Haselnussöl
80 ml Balsamico-Dressing

Rucola waschen und trockenschleudern. Den Parmesan mit einem Sparschäler in Späne schneiden. Die Pinienkerne im Nussöl über milder Hitze hell anrösten. Kurz vor dem Servieren Rucola im Balsamico-Dressing wenden und auf 4 Teller verteilen. Mit den Parmesanspänen und den Pinienkernen bestreuen oder weglassen.

Balsamico-Dressing, auf Vorrat

4 fein gewürfelte Schalotten
4 EL Olivenöl
350 ml Rotwein
350 ml Portwein
380 ml Aceto balsamico
2 EL mittelscharfer Senf
2–3 EL Akazienhonig
20 g Salz
600 ml Sonnenblumenöl
650 ml Olivenöl

Die Schalottenwürfel im Olivenöl glasig dünsten. Mit dem Rotwein und dem Portwein ablöschen, zum Kochen bringen und um die Hälfte reduzieren. Die Reduktion abkühlen lassen. Anschließend mit den restlichen Zutaten mit dem Mixstab vermischen. In Flaschen abfüllen.

PHILIPPE LEMOINE, *Küchenchef im Berliner Restaurant »Borchardt«*

10

Krank, verletzt, trainingsfrei

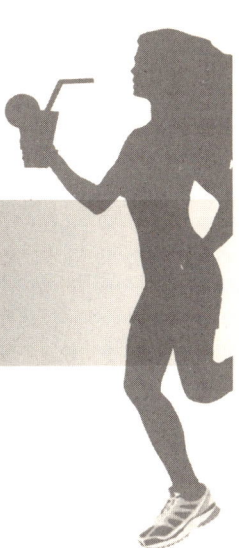

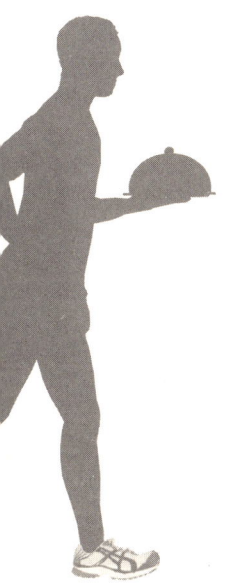

+++ ACHIMS TAGEBUCH +++

19 Uhr
Das Kratzen im Hals wird stärker,
Ziehen im Knie – so kann doch kein
Mensch laufen.
Gegessen: Prinzenrolle, aber nur eine
halbe.
Getrunken:
bloß ein Gläschen Grappa.

+++++++++++++++++++++++++

Sonntag ist Sofatag

Am siebten Tag der Woche fällt das Laufen besonders schwer. Wer wüsste das besser als Sofafetischist Achim. Ein Grappa kann manchmal helfen – wenn man ihn bloß rechtzeitig getrunken hätte. Und dann ist da noch das Problem mit der passenden Laufkleidung.

Sonntagnachmittag. Das Sofa ist weich und warm. Es umarmt mich zärtlich. Sofas können unglaublich leidenschaftlich sein. Und sie verlangen nicht mal physische Dienstleistungen dafür. Sofas sind die idealen Lebensgefährten. Anspruchslos. Aber immer da. Immer weich. Geduldig. Und trotzdem freuen sie sich auf mich. Das spürt man an ihrem lustvollen Ächzen, wenn man sich einfach mal fallen lässt. Mich und mein Sofa verbindet eine tiefe Liebe, zwangsläufig platonisch zwar, aber dennoch voll stiller Leidenschaft. Mein Sofa versteht mich. Kochen kann es zwar nicht, aber das bin ich seit Jahren gewohnt. Mona ist bei irgendeiner esoterischen Freundin auf dem Land beim Kaffeeklatsch und hat die Kinder mitgenommen.

Der wichtigste von den vielen netten Charakterzügen meines Sofas: Es redet nicht. Nie. Mein Sofa hätte viele gute Gründe, über mich zu meckern. Aber es beschwert sich nicht mal, wenn ich die Krümel der Prinzenrolle, die ich eben gerade in Karls Zimmer gefunden habe, in seine Ritzen fege. Am liebsten knabbere ich erst die obere Keksdecke ab, nage dann mit den Schneidezähnen das getrocknete Nutella möglichst sauber vom Fundament, um den angesabberten Rest dann missmutig aufzuessen.

Niemand braucht die untere Keksschicht. Wann wird endlich eine Prinzenrolle mit nur einer Lage Keks erfunden? Oder ganz ohne. Aber das wäre ja dann wieder Nutella, das man sich wiederum mühsam aufs Brot schmiert. Backwaren und Nutella, das steht für ewige Wiederkehr, für das große Rad des Lebens. Es sei denn, man traut sich, einen Löffel ins Glas zu rammen und das braune Fett einfach wie ein Eis abzulecken. Schön, wenn einem die Kalorien dabei völlig egal sein können. Ich trainiere sie ja gleich wieder ab.

Seit drei Tagen habe ich mich mental auf diesen Nachmittag vorbereitet: Ich bin fest entschlossen, Laufen zu gehen. Das heißt: Ich war fest entschlossen. Aber es kamen immer Gedanken dazwischen, arge Probleme, die es vorher zu lösen galt: Die Strecke, die ich mir in akribischen topografischen Studien ausgedacht hatte, ist womöglich doch etwas lang. Und steil ist sie auch hier und da. Gerade um diese Zeit sind mehr Hunde als Menschen unterwegs. Mit einer zerfetzten Wade wäre ich für Monate Sportinvalide. Was ist dagegen ein klitzekleines ausgefallenes Sonntagstraining? Außerdem sieht es nach Regen aus. Ist ja immer das Gleiche. Kaum sitzt man im Auto, geht das Getröpfel los. Ich werde mich auf die kleine Runde im Volkspark beschränken. Leider ist das Mittagessen noch nicht richtig verdaut. Es ist grausam, wenn man unterwegs Sodbrennen bekommt und gleichzeitig rülpsen muss. Das tut saumäßig weh rund um die Speiseröhre und ist bestimmt nicht gesund. Ich muss dauernd rülpsen unterwegs. Die ganze Atmung kommt durcheinander, der Magen dreht sich nach oben, und am Ende hat man einen Herzinfarkt.

Ich hätte einen zweiten Schnaps nach Monas Kohlrouladen trinken sollen. Sie waren nicht gut, aber reichlich. Nach zwei Grappas – Grappi? Grappae? –, also nach zwei Tresterschnäpsen wäre ich aber nicht mehr fähig gewesen, zu laufen. Ach ja, Laufen... Wollte ich ja auch noch. Ziemlich exakt jetzt wollte ich starten. Eigentlich schon vor einer halben Stunde. Geht aber wirklich nicht. Muss erst noch alles genau zu Ende denken. Faszinierend, wie eine Stunde Laufen durch drei Tage währendes Grübeln vorbereitet werden muss. Das wirklich Zeitraubende am Laufen ist das Gedenke davor. Tag und Nacht denke ich daran, dass ich ja am Sonntagnachmittag laufen gehen will. Erst freue ich mich.

Aber je näher der Sonntag kommt, desto mächtiger wird die Skepsis.

Was zum Beispiel zieht man an bei diesem unklaren Wetter? Sonntags macht man sich ja auch immer ein bisschen feiner. Leider habe ich keine feinen Laufklamotten. Wäre eine Marktlücke: bunte Laufhemden mit weißem Kragen, so wie dieser Trigema-Boss sie trägt, oder wenigstens button down. Vielleicht auch Funktionsfaser mit Lederkrawatte. Oder eine Läuferfliege wie Riesenhuber. Aber die erschwert das Atmen. Geschäftsleute sollen ja eine deutlich höhere Infarktrate haben, weil sie sich jahrelang mit luftabschnürenden obersten Hemdknöpfen foltern und auch noch einen Schlips drumrum zurren. Eventuell kann man damit seine maximale Sauerstoffaufnahme trainieren. Ich muss jetzt erst mal ein Nickerchen machen.

Fakten, Fragen, Tipps und Mythen für trainingsfreie Tage

Stimmt es, dass der Körper lauffreie Tage braucht, um zu regenerieren?

Ja. In der Erholungspause müssen die Energiespeicher wieder aufgefüllt werden. Regeneration ist ein fester Bestandteil des Trainings. Gibt man dem Körper ausreichend Zeit zum Erholen, füllt er seine Energiedepots auf höherem Niveau als vor der Belastung wieder auf. Das Leistungsniveau steigt. Dieses Phänomen bezeichnet man als Superkompensation. Pausen helfen auch, Überlastung und Verletzungen vorzubeugen.

Darf man an trainingsfreien Tagen mehr essen als sonst?

An trainingsfreien Tagen kann man mal alle guten Vorsätze über Bord werfen, sich eine kleine Versuchung gönnen, ohne deswegen gleich ein schlechtes Gewissen haben zu müssen. Kochen Sie die Dinge, die Sie schon immer mal ausprobieren wollten und für die sonst keine Zeit ist. Achten Sie aber gerade in Zeiten, in denen Sie länger nicht laufen, auf gesunde, ausgewogene Ernährung.

Kann Ernährung helfen, Verletzungen zu heilen?
Bei Verletzungen gilt: schonen und kurieren. Gesundes Essen kann dabei nicht schaden. Für Akribiker: Bindegewebe wie Achillessehne, Knie, Hüfte, Rücken mit intelligenter Ernährung kräftigen. Kieselsäure etwa bewirkt eine verbesserte Festigkeit, Elastizität und Belastbarkeit von Sehnen, Bändern, Knorpeln, Blutgefäßen und der Haut (in Ackerschachtelhalmextrakt, Vollkornreis, Haferflocken, Hirse, Gerste, Kartoffelschalen). Dazu Vitamin C (täglich ein Liter Orangensaft oder verschiedene Zitrusfrüchte wie Orangen oder Grapefruit), Aminosäuren (Molkeneiweiß, Käse, Weizenkeime, Gummibärchen, Rindfleisch, Mais) und Muschelpulver. Bei Überlastungsschäden zusätzlich auf Betacarotin und das Spurenelement Selen achten, bei Entzündungen auf Vitamin E (täglich ca. 400 mg) und Omega-3-Fettsäuren in Form von Fisch oder, für Masochisten, Fischölkapseln und ein Esslöffel Speiseleinöl. Bei Gelenkverletzungen Glucosamin und Gelatine ergänzen, in der einfachen Variante mit knorpel- und sehnenhaltigem Fleisch oder deluxe mit Grünlippmuscheln aus Neuseeland. Lindert angeblich Gelenkschmerzen. Auch Kieselsäure kann nicht schaden bei Wunden und Knochenbrüchen.

■ TIPP: Meine Mutter sagte immer, steife Gelenke hätten ihre Ursache in zu wenig Gelenkschmiere und empfahl Gelatine, wie sie sich in Gummibärchen findet. Keine Ahnung, ob das hilft. Aber es bietet einen guten Grund, eine Tüte Goldbären zu verputzen.

Stimmt es, dass Calcium die Knochen stärkt?
Ja. Calcium kann das Risiko für Knochenfrakturen mindern. Besonders gut sind Milchprodukte, aber auch Brokkoli und Nüsse

enthalten Calcium. Mehr als vier Tassen Kaffee täglich sowie zu viel schwarzer Tee bewirken übrigens, dass vermehrt Calcium ausgeschieden wird.

Was kann man essen und trinken, um sich zumindest mental-mäßig schon mal auf dem Weg der Gesundung zu fühlen?
Kräuter-, Wurzel- und Blütentees sind immer gut, besonders je mehr sie nach Naturvolk klingen, zum Beispiel Lapacho-Rinden-tee oder Taiga-Wurzel-Tee. Auch Holunderbeerensaft hilft, allein, weil er selbst mit Honig ziemlich scheußlich schmeckt. Ähnliches gilt für rohe Zwiebel, Meerrettich, Blütenpollen oder Kresse. Oder Möhren – was für Kaninchen gut ist, kann für Läufer nicht schlecht sein. Grundregel: Je ekliger der Geschmack, desto größer die gefühlte Wirksamkeit.

Wie hält man sein Gewicht im Urlaub?
Ich persönlich ruiniere meine Form am effektivsten mit einer Woche Dauerzechen. Für den Urlaub würde ich empfehlen, jeden zweiten Tag ein paar Kilometer zu laufen. Die Schlemmerei ist die Belohnung.

REZEPTE

Sauerbraten

Ich habe ungefähr 50 verschiedene Sauerbraten-
rezepte durchgesehen und mir mein eigenes
gestrickt. Das Rezept war ein voller Erfolg. Der
Braten muss fünf Tage marinieren – gut, um eine mehrtägige
Verletzungspause zu überbrücken.

2 kg Rinderbraten
2 Zwiebeln
$\frac{1}{8}$ l Balsamicoessig
$\frac{3}{8}$ l schwerer Rotwein
3 Lorbeerblätter, Muskatnuss
1 TL schwarze Pfefferkörner, 1 TL Wacholderbeeren, 6 Nelken
3 EL brauner Zucker
1 Tasse Rosinen
250 g Gewürzkuchen
Salz, Pfeffer

Fleisch waschen, mit Küchenpapier trockentupfen. Zwiebeln in
dünne Scheiben schneiden. Balsamicoessig mit Rotwein (ich
nehme einen südafrikanischen Pinotage), Lorbeerblättern, etwas
Muskatnuss, schwarzen Pfefferkörnern, Wacholderbeeren, Nelken, braunem Zucker und Zwiebelscheiben aufkochen. Zwei Minuten kochen lassen und sofort über den Braten gießen. Auf
Raumtemperatur abkühlen lassen, in einen Gefrierbeutel geben,
Luft herauspressen und schließen. Kühl stellen, täglich bewegen
und fünf Tage marinieren.
Nach fünf Tagen Fleisch aus der Marinade nehmen, abtrocknen,
im Bräter von allen Seiten anbraten, Marinade dazugeben, aufko-

chen und bei 180 Grad zugedeckt für 2,5 Stunden in den Ofen geben.

Von Zeit zu Zeit mit der Marinade begießen. Eine halbe Stunde vor Ende der Garzeit eine Tasse Rosinen und 250 g (getrockneten, gemahlenen) Gewürzkuchen einrühren. Deckel drauf, weitergaren.

Ganz zum Schluss das Fleisch in Scheiben schneiden, die Sauce mit Salz und Pfeffer abschmecken.

Aufgewärmt noch besser!

Super mit in Butter geschwenkten Spätzle oder Salzkartoffeln.

Torsten Oelscher alias Parisian, *Chefkoch der Achilles-Läufercommunity*

Haferflocken-Muffins mit Käse

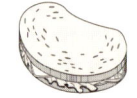

(12 Stück)

120 g Haferflocken
350 ml Buttermilch
50 g getrocknete Tomaten
150 g Mehl
2 EL Weizenkeime
1 TL Backpulver
$\frac{1}{2}$ TL Natron
etwas Salz, 1 Prise Zucker
125 g geriebener Emmentaler
1 Ei
60 ml Öl

Haferflocken mit der Buttermilch in eine Schüssel geben, miteinander verrühren und etwa 10 Minuten quellen lassen. Getrocknete Tomaten würfeln. In einer zweiten Schüssel Mehl, Weizenkeime, Backpulver, Natron, Salz, Tomatenwürfel, Käse und eine Prise Zucker vermischen. Ei und Öl zu den Haferflocken geben, dann die Mehlmischung dazu. Den Teig in ein gefettetes Muffin-blech füllen. Geriebenen Käse in jede Mulde streuen. Im vorge-heizten Backofen auf mittlerer Schiene bei 180 Grad backen (ca. 25 Minuten).

PHILIPPE LEMOINE, *Küchenchef im Berliner Restaurant »Borchardt«*

Obstsalat mit Mandeln und Schokolade

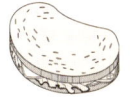

(für 4 Personen oder einen Kranken)

2 Orangen
2 Kiwi
1 Banane
1 Apfel
1 Birne
40 g Mandeln
40 g Vollmilchschokolade

1 Orange halbieren und auspressen. Den Saft in eine große Schüssel geben. Nun das restliche Obst schälen, Apfel und Birne entkernen und in grobe Würfel schneiden. Alles in den Saft der Orange geben. Die Mandeln in einer trockenen Pfanne goldgelb rösten. Die Schokolade in kleine Stücke brechen und im Wasser-bad auflösen. Den Obstsalat noch einmal vorsichtig umrühren und dann mit den Mandeln bestreuen. Danach mit einem Löffel die Schokolade in Fäden über den Obstsalat ziehen.

☛ Manchmal hilft mitten in einer Erkältung nur noch eine große Schüssel Obstsalat, um Vitamine zu tanken. Dieser Obst-salat macht dazu auch noch glücklich.

OLAF HAGEN, *Achilles-Läufer und Koch*

Vollkorn-Quark-Waffeln

(6 Stück)

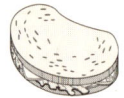

200 g Weizenvollkornmehl
250 g Magerquark
125 ml Milch
1 Päckchen Vanillinzucker
¹/₂ Päckchen Backpulver
80 g Zucker
4 Eier
1 Prise Salz
1 EL Butter

Alle Zutaten vermengen und eine Stunde gehen lassen. Eventuell noch einen Schuss Milch hinzufügen, der Teig kann relativ flüssig sein, denn die Quarkwaffeln gehen gut auf. Im Waffeleisen goldbraun backen.

☞ Die Waffeln werden nicht so knusprig wie ihre buttrigen Schwestern. Fettarme Alternative.

ACHIMS SPEZIALTIPP

Jentschura Früchteriegel

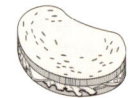

Backmischung für Jentschura Wegebrot
100 g Trockenfrüchte (nach Geschmack)
160 g Honig (flüssig)
150 ml Wasser
90 ml Pflanzenöl

Trockenfrüchte in Stücke schneiden.
Den Backofen auf Backtemperatur vorheizen und ein Backblech mit Backpapier auslegen. Die Backmischung mit den gewünsch-

ten Trockenfrüchten in eine Schüssel geben. Honig, Wasser und Pflanzenöl zugeben, mit einer Gabel oder mit einem Handmixer (Knethaken) gut verrühren. 3 bis 4 Minuten quellen lassen. Die grobe Masse gleichmäßig auf das Backblech verteilen und mit einer Gabel gut andrücken. Den Teig mit einem Teigschaber auf ca. 1 bis 1,5 cm Dicke glattstreichen und in den Backofen schieben. Bei 180 Grad 20 bis 30 Minuten backen. Der Teig ist fertig, wenn er goldbraun gebacken ist. Das Blech aus dem Ofen nehmen und etwa 5 Minuten ruhen lassen. Die Masse noch warm schneiden, zum Auskühlen auf ein Kuchengitter legen.

☛ Achim Achilles schwört auf Kirschen im Teig, die entsteinten aus dem Glas. Mit dem Saft kann man auch gleich den Teig anrühren. Nachbar Roland hebt seine selbstgezüchteten Cannabis-Blätter unter – Achtung: Nichts für lange Läufe; für kurze aber auch nicht.

Orange Viewing

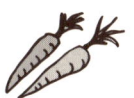

Eine Orange anstarren, und schon strömen die Mentalvitamine.

SPEZIAL V

Diäten

Mehr als 1000 verschiedene Diäten versprechen den schnellen Weg zum Traumge-
wicht. Doch wer danach isst wie zuvor, kann schnell Opfer des Jojoeffekts werden.
Achim Achilles erklärt, wie Diät und Lauftraining zu harmonisieren sind.

Fasten oder Nulldiät

In den ersten Wochen einer strengen Diät verliert man das meiste Gewicht in
Form von Wasser. Damit gehen auch wertvolle Mineralstoffe verloren, und der
Organismus schaltet auf Sparflamme. Der Körper verheizt Muskelmasse. Erst
nach zwei Wochen greift er seine Fettreserven an. Fasten, also der absichtliche
Entzug lebenswichtiger Nahrungsinhaltsstoffe, bedeutet für den menschlichen Körper Stress. Hungern ist für Läufer vor allem in Wettkampfphasen
kontraproduktiv.

FDH (»Friss die Hälfte«)

Die Folge: zu wenig Vitamine, Mineralien-, Kohlenhydrat- und Ballaststoff-
mangel und vor allem Kohldampf. Schlechte Laune, einen trägen Darm und
müde Muskeln gibt es gratis dazu. Eine einigermaßen sinnvolle Variante dieser Diät ist eine Veränderung der Essgewohnheiten. So könnte man aus FDH
ein IDR – »Iss das Richtige« – machen, mit dem Ziel: weniger Fett, mehr Kohlenhydrate, mehr Sport.

Heilfasten

Vier Wochen lang nur Obstsaft und Gemüsebrühe (ca. 250 Kalorien pro Tag) –
Heilfasten soll entschlacken, entgiften und seelisch reinigen. Auch wenn diese
Effekte in Einzelfällen auftreten, sind viele positive Wirkungen wissenschaftlich kaum belegt – von Probanden aber dennoch gefühlt. Laufen ist zwar nicht
verboten während der Fasterei, ob man aber von der Stelle kommt, muss

jeder selbst ausprobieren. Mit einem systematischen Lauftraining ist das Heilfasten kaum vereinbar.

Low-Carb-Diät (Atkins)

Das Prinzip: wenige Kohlenhydrate, aber viele Fette und Proteine essen. Grundsätzlich verträgt sich Lauftraining mit der Atkins-Diät. Aber die längerfristigen Effekte sind noch wenig bekannt. Da der Körper mehr Wasser verliert, muss ordentlich getrunken werden. Am Tag vor dem langen Lauf sollte man vom Diätplan absehen und extra viele Kohlenhydrate aufnehmen. Wer wirklich viel läuft, wird nach drei Tagen ohne Kohlenhydrate die Hufe kaum mehr hochkriegen.

Trennkost

Kohlenhydrate und Eiweiß dürfen nicht zusammen gegessen, sondern nur mit Gemüse, Milchprodukten und Ölen kombiniert werden. Für den heilsamen Effekt der getrennten Verstoffwechselung fehlen zwar wissenschaftliche Beweise, es spricht jedoch nichts dagegen, sich nach dem Trennkostprinzip zu ernähren, sofern die Ernährung abwechslungsreich ist. Wenn man nicht zu sehr an Kalorien spart, dürfte das Laufen kein Problem sein. Sinnvoll ist eine Kohlenhydrateinheit vor dem Laufen.

Weight Watchers

Jedem Lebensmittel wird ein bestimmter Punktewert zugeordnet, der abhängig ist vom Eiweiß-, Fett-, Kohlenhydrat- und Ballaststoffgehalt eines Lebensmittels. Beim allwöchentlichen Weight-Watchers-Treffen gibt's Motivationshilfe. Das ist allerdings nicht ganz billig. Deshalb: Weight Watchers kann man getrost durch Marathonvorbereitung ersetzen. Da klatscht zwar keiner, aber manche nehmen währenddessen bis zu 20 Kilo ab.

■ ÜBRIGENS: Amerikanische Wissenschaftler am Staatlichen Gesundheitsinstitut haben in einer Studie verschiedene Diäten miteinander verglichen. Das Ergebnis: Wer Sport treibt und Lebensmittel isst, die kalorienarm und gut für das Herz-Kreislauf-System sind, hat den idealen Weg zum Abnehmen eingeschlagen. Das Verhältnis von Eiweiß, Fett und Kohlenhydraten in der Ernährung ist dagegen nicht entscheidend.

11

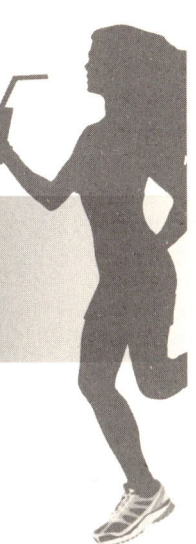

Vegetarier, Veganer und andere Exoten

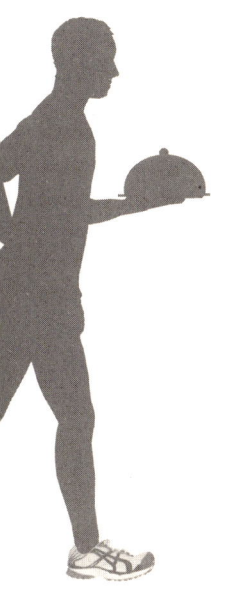

+++ ACHIMS TAGEBUCH +++

20.30 Uhr
Ein Fernsehabend mit Ina Müller
beginnt, Stimmung: beseelt.
Gegessen: im Zeichen Widder.
Getrunken: eine Tasse Kräutertee.

++++++++++++++++++++++

Hackfleischkrümel als letzte Rettung

Armer Achim. Schon die dritte Woche seiner Diät darbt der Wunderläufer. Während der Körper entsäuert, füllt sich die Sportlerseele mit Bitternis. Derzeitiges Hassgetreide: Dinkel. Nebenwirkung: eine flirtende Waldorf-Lehrerin im Biosupermarkt.

Gestern habe ich den letzten Joghurt zum Sondermüll gegeben. Der Schimmel hatte das Glas ausgekleidet, vom Rest der Welt vergessen wie Rudolf Hess dämmerte die Dezemberware in der letzten Ecke des Kühlschranks vor sich hin.

Joghurt gehört zu den Lebensmitteln aus meinem alten Leben, als noch keine Läuferdiät mein Leben trübte: Jetzt ist alles von Kuh und Schwein verboten, Weizenartiges und Zucker sowieso. Die Kinder bestehen inzwischen darauf, die Mahlzeiten ohne mich einzunehmen, weil ich so gierig auf ihre Nudeln starre. Manchmal klaute ich heimlich Hackfleischkrümel von ihren Tellern.

Weil Training nicht hilft, wird der Läuferleib zu Beginn der neuen Saison einer hammerharten Schrumpfkur unterzogen, die den krankhaft übersäuerten Lotterleib in ein federleichtes, basisches Hochleistungssystem verwandeln soll. Die Säuernis, die dem Körper entweicht, legt sich allerdings umgehend auf die Seele. Das basische Leben, obgleich von Paracelsus wie Doktor Strunz gleichermaßen propagiert, richtet mentale Verwüstungen an. Seitdem ich meinen Läuferkörper überwiegend mit Gemüse und Dinkel und nur an Feiertagen mit einer Messerspitze Fisch befülle, dringe ich in Untiefen vor, die ich niemals hatte kennenlernen wollen. Wenn der Speiseplan vorwiegend aus Dingen besteht, mit denen man nicht mal seine ärgsten Laufrivalen bewerfen würde, sind Bestleistungen schlicht nicht möglich – oder doch? Die zwei Kilogramm weniger helfen immerhin beim Sprung in die Winterlaufhose, deren Nähte bislang ziemlichen Zerreißproben ausgesetzt waren.

Selbst wenn der frugale Fraß tatsächlich meinen Dinkelturbo anwerfen sollte, ist der Weg dorthin doch mit Erniedrigungen gepflastert. Zum Beispiel der Besuch im Bio-Supermarkt, idealerweise kurz vor Ladenschluss, wenn niemand mehr in meinen weidengewirkten Einkaufskorb lugen kann: Dinkelflocken, Dinkelnudeln, Dinkelbrot – fehlt nur noch Dinkelwodka. Hatten wir nicht sogar mal einen Außenminister, der Dinkel hieß?

Dinkel soll ja ein Zauberzeug sein, wie gemacht für den menschlichen Körper, weil schon die Neandertaler ihre Semmeln daraus buken. Der Weizen dagegen kam vergleichsweise spät auf den menschlichen Speiseplan, weshalb die Darmzotten noch heute rebellieren. Dinkel ist der Landrover unter den Getreiden, der kommt überall durch, Weizen dagegen ist ein Alfa Romeo, der überall liegen bleibt. Also mit Weizen geizen, was bedeutet, dass man beim deutschen Kettenbäcker schlichtweg verhungert. Tatsache ist: Man nimmt nicht wegen des Dinkels ab, sondern weil er so schlecht zu verdauen ist.

Die Verdinkelung des Lebens führt zu seltsamen neuen Freundschaften. Will man wirklich ein verschwörerisches Augenzwinkern von der pensionierten Waldorf-Pädagogin einheimsen, die an der Kasse des Bio-Supermarkts mit drei Fenchelknollen, einer Flasche Möhrensaft und zwei Litern linksdrehenden Marienwassers vor einem steht? Andererseits: Ein schneller Flirt hätte seinen Reiz, vor allem wegen des Karottensafts. Ich könnte meinen Trainingsplan tanzen, um die Dame esoterisch zu betören. Ich starre auf den ausgeprägten Damenbart der Kassiererin.

Ich würde sogar mit ihr ins Kino gehen, wenn ich nicht mehr diesen Schleim zum Frühstück essen müsste. Wer jemals Dinkelflocken mit heißem Wasser in den basenfrohen Magen gedrückt hat, der würde lieber plattgetretene Energieriegel mit den Zähnen von der Marathonstrecke nagen. Dafür schmeckt der basische Tee wie ein aufgebrühter Adventskranz – Kerzenreste inklusive.

Neulich habe ich meiner Familie mal wieder ein Abendessen bereitet, eine Läuferpizza auf Dinkelmehlbasis mit Zucchini und einem Hauch von Thunfisch. Der Teig war zu kneten, bis er nicht mehr klebte, so hatte es das Rezept befohlen, dummerweise klebte er aber mit jedem Walken stärker. Erst mit Hilfe einer ordentlichen Portion Weizenmehl ließ sich die Klebe wieder von den Fingern entfernen.

Nach einer halben Stunde im Ofen war das Ding zwar immer noch weiß, aber dafür hart wie Beton. »Hmmjam, gar nicht so schlecht«, sagte ich, ausgehungert nach drei Wochen Dinkelterror. Mona schüttelte ihren Kopf und rief Hugos Pizzaservice an, was immer noch günstiger war als die streng ökologischen Zutaten für den Betonklotz, den ich am nächsten Tag unauffällig in den Müll habe gleiten lassen.

Immerhin: Das Laufen geht seit einigen Tagen verdächtig locker vom Fuß, trotz sibrischer Witterung. Hat das aber wirklich mit dem Dinkel zu tun? Oder vielmehr mit der Lust, an Frittenbuden, Dönerständen und Burgerbratern vorbeizulaufen, um zumindest den Duft des herrlich Ungesunden einzusaugen?

Fakten, Fragen, Tipps und Mythen für exotische Esser

Kann man als Vegetarier überhaupt ein gutes Lauftraining absolvieren?
Ausdauersportler brauchen nicht zwingend eine Fleischration. Vegetarier haben sogar einen Vorteil: Sie essen mehr Kohlenhydrate.

Was muss man als laufender Vegetarier beachten?
Ausgewogene, abwechslungsreiche ovo-lakto-vegetarische Kost ist prinzipiell empfehlenswert für Sportler. Der Nährstoffmix muss stimmen, damit der Organismus gesund und leistungsfähig

bleibt. Kohlenhydrate und Eiweiß können auch fleischlos ausreichend gegessen werden. Vegetarier sollten zusätzlich darauf achten, genug potenzielle Mangelstoffe zu sich zu nehmen, wie Calcium (Brokkoli, Nüsse, Samen, Trockenfeigen), eher problematisch bei Veganern, Vitamin B_{12}, das in großen Mengen nur in tierischen Lebensmitteln vorkommt, oder Zink (Melasse, Nüsse, Samen, Weizen-, Roggenkeime, Vollkornprodukte, Haferflocken, Amaranth, Quinoa).

Stimmt es, dass vegetarische Ernährung generell gesünder ist?
Nein. Wer sich vegetarisch, aber vorwiegend mit Weizenmehlprodukten wie Pizza und Kuchen ernährt, nimmt zu wenige Vitamine und Ballaststoffe auf.

Stimmt es, dass Salat jederzeit eine gesunde Sportlernahrung ist?
Jein. Sportler sollten spätabends keinen Salat, vor allem keinen Blattsalat, essen. Da bleibt ein Teil unverdaut oder halb verdaut im Darm bis zum nächsten Morgen. Das führt zu Gärungen und bildet Fuselalkohole, die die Leber belasten. Dann doch lieber einen milden Riesling.

Muss man als Vegetarier Eisen ergänzen?
Vegetarier und Veganer leiden häufig an Eisenmangel, da Eisen aus tierischen Lebensmitteln für den menschlichen Organismus besser verfügbar ist als Eisen aus Pflanzen. Ausdauersportler stillen ihren erhöhten Eisenbedarf normalerweise mit Mischkost. Vegetarier müssen deshalb besonders darauf achten, eisenhaltige Lebensmittel in Kombination mit Vitamin C aufzunehmen. Gute pflanzliche Quellen sind Spinat, Fenchel, Mangold, Hülsenfrüchte, Vollkorngetreideprodukte wie Hafer, Vollkornmehl, Weizenkeime, Amaranth oder Quinoa, Trockenfrüchte oder Sonnenblumenkerne.

Überzeugte Veganer – welche Mängel können auftreten?
Veganer haben es schwer, mit ihrer fettarmen Ernährung den durch das Training gesteigerten Kalorienbedarf wettzumachen. Es besteht die Gefahr, dass der Körper Muskelmasse verheizt. Veganer müssen besonders sorgfältig darauf achten, was gegessen wird. Wird die Kost ausschließlich roh verzehrt, kann sie auf Dauer nicht den Energiebedarf eines Läufers decken. Die Kombinationsvielfalt von Proteinträgern ist deutlich eingeschränkt. Obwohl es vegane Marathonläufer geben soll – Leistungssportlern wird von einer veganen Ernährung abgeraten. Auf jeden Fall regelmäßig vom Arzt auf eventuelle Mängel untersuchen lassen.

Stimmt es, dass Läufer sich nicht frugan ernähren sollten?
Fruganismus ist eine streng vegetarische Ernährungsweise auf der Basis von Früchten. Fruganer essen ausschließlich pflanzliche Produkte, die die Pflanze freiwillig hergibt und diese nicht zerstören, also Obst, Nüsse und Samen. Einige essen auch die Früchte von Gemüsepflanzen. Fruganismus kann die Gesundheit erheblich beeinträchtigen, ist einseitig und deckt nicht den Energiebedarf eines Läufers.

Sind Rohkost und Sport zu vereinbaren?
Es soll Sportler geben, die nur von roher Kost leben, sich Eiweißdrinks aus Algen, Gräsern und Karotten mixen (gefunden im Rohköstlermagazin *Die Wurzel*). Aber Rohköstler leben gefährlich, denn die rohe Kost enthält Pilze, Parasiten und andere Gifte, die beim Kochen abgetötet werden würden. Der Körper ist dauernd damit beschäftigt, Körner, Beeren und Blätter zu verdauen – an Laufen ist dabei nicht zu denken.

Was ist von Ayurveda-Ernährung zu halten?
Ayurveda ist Teil einer ganzheitlichen Gesundheits- und Medizinlehre aus Indien, bei der nach Persönlichkeitsstruktur gegessen wird. Die Ernährung ist fettarm, ballaststoffreich und enthält

viele Vitamine. Klingt aber irgendwie nach gemeinsam gesumm-
tem »Ommm«, müffelnden Räucherstäbchen und Batiksocken.
Von ernsthaften Läufern aus ästhetischen Gründen abzulehnen.

*Wer nach dem Mond isst, sollte auch nach dem Mond laufen –
stimmt das?*
Generell gilt: Wer nach dem Mond isst, der sollte baldmöglichst
mit dem Laufen anfangen, um mal wieder auf einen normalen
Gedanken zu kommen. Die Mondküche beruht auf der Erkenntnis, dass der menschliche Körper mehrheitlich aus Wasser besteht und dieser persönliche »Ozean in den Zellen« ebenso wie
die Gezeiten der Weltmeere vom Mond beeinflusst wird. Je nachdem, in welchem Zeichen der Mond steht, reagiert der Körper
auf bestimmte Nährstoffe. Daraus folgt, dass man unter Umständen nur an Feuertagen laufen darf, denn nun wird Eiweiß besonders gut verarbeitet. Klingt immerhin nach einem entspannten
Trainingsplan.

Ist die Mondküche für Widder nützlich?
Ja. Jedes Tierkreiszeichen ist einem der vier Elemente zugeordnet.
Für den Widder ist das Würzen der Speisen ein wichtiges Thema.
Zu ihm passt alles, was scharf macht. Widder dürften nur noch
pfeffrige Lammkoteletts, Chili con Carne und Steak vom Grill
essen.

5-Elemente-Ernährung: Holz, Feuer, Erde, Metall, Wasser
Philosophie: Jedes Nahrungsmittel wirkt sich auf den Körper aus,
zum Beispiel wärmend, neutral, kühlend, und beeinflusst als sol-
ches den Magen- und den Milzmeridian und Yin und Yang. Jede
Mahlzeit sollte möglichst alle fünf Geschmacksrichtungen (sauer,
bitter, süß, scharf, salzig) und auch alle fünf Farben enthalten. Als
besondere Form gilt Kochen im Kreis der 5 Elemente, bei dem
man die Zutaten in der Reihenfolge der 5 Elemente in die Pfanne
gibt. Keine negativen Einflüsse auf das Laufen bekannt.

REZEPTE

Tagliatelle mit Salbei und geschmolzenen Tomaten

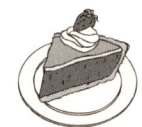

(für 4 Personen)

400 g Tagliatelle
8 Flaschentomaten
2 Knoblauchzehen
Meersalz
4 EL Olivenöl extra vergine
16 Salbeiblätter, in Streifen geschnitten
80 g Parmesan
frisch gemahlener schwarzer Pfeffer

Die Pasta in sprudelndem Salzwasser 8 bis 10 Minuten al dente garen, in einem Sieb abtropfen. Die Tomaten brühen, kalt abschrecken und schälen, halbieren, Kerne entfernen. Das Fruchtfleisch würfeln. Die geschälten Knoblauchzehen mit etwas Meersalz zerreiben. Das Öl erhitzen und darin die Knoblauchzehen anschwitzen. Die Salbeistreifen einrühren, danach die Tomatenwürfel einstreuen und erhitzen. Mit den Tagliatelle vermischen, auf heißen Tellern anrichten und den Parmesan darüberreiben.

PHILIPPE LEMOINE, *Küchenchef im Berliner Restaurant »Borchardt«*

Zucchini-Tofu-Pfanne

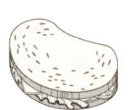

(für 4 Personen)

4 Frühlingszwiebeln
2 kleine Zucchini
200 g grüne Bohnen

200 g Tofu
2 EL Öl
150 ml Gemüsebrühe
Sojasoße, Salz, Pfeffer

Frühlingszwiebeln in Stücke schneiden, Zucchini in dünne Scheiben. Frische grüne Bohnen putzen, waschen und in wenig Salzwasser garen. Nach etwa 10 bis 15 Minuten sind sie bissfest. Tofu
in Öl rundum anbraten, herausnehmen, auf Küchenpapier abtropfen lassen. In der Pfanne Frühlingszwiebeln, Zucchini und
Gemüsebrühe ca. 4 Minuten köcheln lassen. Mit Sojasoße, Salz
und Pfeffer würzen. Tofu und Bohnen kurz miterhitzen und heiß
servieren.
Dazu Reis.

Fusilli mit Brokkoli

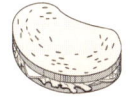

(für 4 Personen)

Element Luft – wenn der Mond in Zwillinge/Waage/Wassermann
steht

4 EL Pinienkerne
500 g Brokkoli
500 g Fusilli/Penne o. ä.
Olivenöl
16 halbierte Cherry-Tomaten
1 TL Gomasio (asiatisches Sesamsalz)

Pinienkerne in einer Bratpfanne goldbraun rösten und beiseite-
stellen. 500 g Brokkoli in Röschen zerteilen, in kochendem Salzwasser 5 bis 10 Minuten garen und herausnehmen. 500 g Nudeln
im Brokkoli-Salzwasser al dente garen; währenddessen Olivenöl
in eine große Pfanne oder Wok geben, aufheizen, Brokkoli und

die halben Cherrytomaten hinzufügen, einige Minuten köcheln lassen; mit 1 TL Gomasio würzen. Zum Schluss die gegarten Teigwaren in die Pfanne geben, 2 bis 3 EL Kochwasser hinzufügen, alles mischen und mit den Pinienkernen bestreuen. Etwas Olivenöl darüberträufeln.

Vegetarische Frikadellen (fast wie die echten)

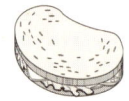

(für 4 Personen oder einen Achim)

125 g Grünkern geschrotet
(gibt's im Supermarkt für kleines Geld)
1/2 l Gemüsebrühe
1 Lorbeerblatt
20 g Walnüsse
1 Zwiebel
1 Ei
6 EL Paniermehl
50 g geriebenen Käse
1 TL Majoran
2 TL Petersilie
Kräutersalz
Schwarzer Pfeffer

Die Grünkerne mit der Brühe und dem Lorbeerblatt aufkochen und anschließend 20 Minuten ziehen lassen. In der Zwischenzeit die Walnüsse sowie die Zwiebeln kleinhacken und zusammen mit den restlichen Zutaten in eine Schüssel geben. Die noch heiße Grünkernmasse mit dazugeben und alles ordentlich durchkneten. Zum Schluss einfach formen und schön braun anbraten.

☛ Hört sich vielleicht komisch an, ist aber echt lecker!

Dirk Meurer, Achilles-Läufer

Kürbiscurry nach den fünf Elementen

Olivenöl
Kürbis
Korianderpulver
Pfeffer
Curry
Meersalz
Paprikapulver
Kurkuma
Kokosmilch
Petersilie

Keine starren Mengenangaben, einfach die Intuition spielen lassen. Olivenöl (Erd-Element) in der Pfanne erwärmen. Kürbis (Erde) in Würfel schneiden und im Öl andünsten. Mit Koriander, Pfeffer und Curry (alle Metall) würzen. Ablöschen mit etwas Wasser (Wasser). Mit Meersalz salzen (Wasser), kleingeschnittene Paprika dazugeben (Holz), mit Paprikapulver und Kurkuma (beide Feuer) würzen. Auf kleiner Flamme ca. 10 Minuten, je nach Kürbisart (er sollte noch bissfest sein), köcheln. Kokosmilch (Erde) dazugeben. Eventuell noch mehr Curry zugeben, nachsalzen und Petersilie darüberstreuen. Dazu passt Reis.

Borschtsch

500 bis 700 g Rote Bete (gegart)
$^1/_2$ l Gemüsebrühe
1 kleine Zwiebel
Salz, Pfeffer
1 Becher Crème fraîche
Schnittlauch

Rote Bete würfeln, in die Brühe geben und mit einer fein gehackten Zwiebel zum Kochen bringen. Dann mit dem Pürierstab glattpürieren, mit Salz und Pfeffer abschmecken und auf tiefe Teller verteilen. 1 Klecks Crème fraîche in die Mitte und mit Schnittlauchröllchen bestreuen.

TORSTEN OELSCHER alias PARISIAN, *Chefkoch der Achilles-Läufercommunity*

Rotkohlsalat mit Apfel

(für 4 Personen)

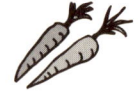

500 g Rotkohl
2 Äpfel
2 EL Haselnüsse
Saft von einer Orange
2 EL Sonnenblumenöl
Salz, Pfeffer

Rotkohl in feine Streifen schneiden und ca. 2 Minuten in Salzwasser blanchieren, abgießen, kalt abschrecken. Mit Äpfeln (fein gewürfelt) und Haselnüssen (gehackt, geröstet) mischen. Den Orangensaft mit Sonnenblumenöl, Salz, Pfeffer mischen und zum Salat geben. Möglichst 30 Minuten ziehen lassen.

12

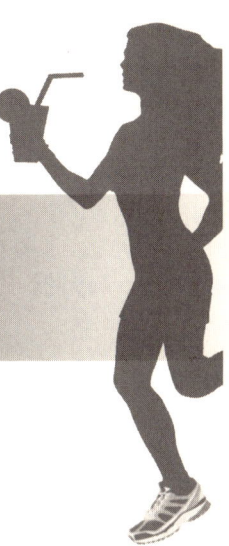

Achims perfektes Läufer-Dinner

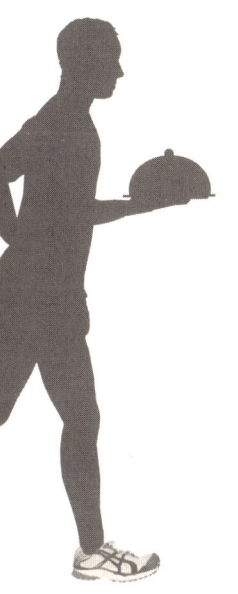

+++ ACHIMS TAGEBUCH +++

23.30 Uhr
Habe Großes vor: morgen
verschärftes Tempotraining, auf
jeden Fall.
Gegessen: eine Handvoll Haselnüsse
im Schokomantel, eine kleine Tüte
Mandeln in Nougathülle.
Getrunken:
ein Erdinger alkoholvoll.

+++++++++++++++++++++++++

Never change a winning
Sieben-Gänge-Menü

Die Ernährungsrevolution hat böse Folgen, weiß Wunderläufer Achim Achilles. Während man sich früher nach einem anstrengenden Lauf mit Wein und Bruschetta belohnen durfte, gibt es heute Tofu und Salat. Eine körperliche Verbesserung ist jedoch nicht zu erkennen.

Früher war ich zwei Stunden trainieren, Mona machte sich hübsch derweil. Frisch gefönt liefen wir bei Tino ein, dem Kalorienlieferanten unseres Vertrauens. Mona stöckelte vorweg, stracks in Tino hinein, der sein bisexuell-testosteronhaltiges »Ah, oh, ciao, Ragazza, Bella, Mamma Mia« quiekte. Was Algerier eben für Italienisch halten. Schmatz links, Schmatz rechts, noch einen links. Mona fühlte sich wie Claudia Cardinale und ich wie ihr Beschützer. In gemessenem Abstand kam ich angehumpelt. »Viele Sporte, molto Atletico, Achilles Olympico«, brabbelte Tino anerkennend und in genau der richtigen Lautstärke, um den ganzen Speckspaten an den Tischen ringsherum einen widerwillig anerkennenden Blick abzunötigen.

Herrliche Zeiten damals, als Männer noch Männer waren, Frauen keine Gerippe und die Goldene Regel hieß: Laufen verbrennt Kohlenhydrate, also können wir bei Tino auf der Terrasse jede beliebige Menge nachladen: erst mal lecker Fluffiweißbrot mit Öl und Salz, Bruschetta, ein Mittelgebirge Nudeln gegen den Zwischenhunger, Biere gegen den Durst, ein Doppelzentner Ossobucco für die Kraftausdauer, mit Erdbeerpannacotta abbinden und kontinuierlich mit Rosso spülen. Soll ja viel Eisen drin sein. Roter Wein, rotes Blut – passt perfekt. Und im Grappa ist bestimmt auch irgendwo ein Vitamin versteckt. Bestgelaunt schwankten wir nach Hause, Hand in Hand wie am ersten Tag, um dort nochmal durch den Kühlschrank zu browsen. Pures Glück. Und genug schlechtes Gewissen, um am nächsten Morgen gleich wieder loszutraben. Waren wir dicker damals? Unglücklicher? Langsamer? Eben.

Never change a winning Sieben-Gänge-Menü, sagt der Laufexperte. Und doch haben wir es alle getan. Seit etwa zwei Jahren dürfte der Pastaumsatz bei Tino dramatisch gesunken sein. Mona und alle anderen Frauen dieser Welt sind der Iss-dich-fit-Sekte beigetreten. Und ihre Weicheier von Kerlen gleich mit. Essen dient nicht mehr dem Vergnügen, sondern muss eine tiefere Bedeutung haben.

Weißbrot und seine vielen Weißmehlverwandten sind allesamt verbannt. Olivenöl auch, weil Raps viel besser ist. Stundenlang muss ich vor Fenchel meditieren. Immerhin ist Kresse drauf und ein Spritzer Zitrone, weil der angeblich Fett verbrennt. Hätten wir Mäuse auf unserem Tisch, würden sie sich heulend zu Boden stürzen. »Ich brauche Treibstoff für mein Tempotraining«, winsele ich meine Gattin an. »Da ist ganz frischer Tofu im Kühlschrank«, sagt Mona, »und Linsenmus mit Ingwer.« Super. Immerhin keine Rhabarber-Thunfisch-Paste an Vollwert-Mangold. Wir sind nicht dünner geworden, seit meine Frau Ernährungsbücher liest. Aber unsere Laune hat sich verschlechtert. Und der Geruch unserer Magenwinde. Der Eierbecher voll Buttermilch, den Mona mir zum Frühstück gewährt, hält auch nicht den ganzen Tag vor. Von Brokkolitorte (ohne Teig) wird mir schlecht. Kein Wunder, dass ich mir bei jedem Drive-in einen Doppelstockburger mit Fritten besorge.

Früher habe ich versucht, den Zigarettengeruch aus meinen Klamotten zu kriegen, heute bekämpfe ich den Fastfooddunst. Zuckerfreie Salbeipastillen funktionieren ganz gut, wenn man sie kurz anlutscht und dann unter den Hemdkragen klebt. Verräterisch sind allenfalls die Fleischfasern in den Backenzähnen und der Ketchupfleck auf dem Revers. »Ist Linsenpaste mit Salbei«, erkläre ich Mona, »total lecker, du.«

Seit Essen eine Wissenschaft ist, ist die gute alte Fressromantik bei Tino zum Teufel. Die Frau, die mal meine genussfreudige

Gattin war, kommentiert die Tageskarte gnadenlos durch: Pizza? Geht nicht. Kohlenhydrate. Und Fett. Nudeln? Dasselbe. Viktoriabarsch? Verboten, weil aus Afrika, zu viel CO_2 zwischen den Schuppen. Kalbsleber Veniziana? Giftbombe. Schweinefilet in Zitronensoße? Schwein? Willst du dich umbringen? Ja, will ich, am liebsten mit CO_2-haltigem Kohlenhydratschwein.

Während die Kinder an ihrer Pizza herumsäbeln, werde ich zu Salat mit Lammstreifen verdonnert. Nette Vorspeise. Für Hasen. Mona behauptet, sie habe nie Hunger, weil sie viel Wasser trinke. Zum Glück verschwindet sie deswegen dauernd zur Toilette. »Papa hat Pizza geklaut«, petzt mein Sohn Karl, als meine Frau zurückkehrt. Tolle Brut. Kaum in der Pubertät, schon loyal wie Andrea Nahles. Mona gießt mir zur Strafe noch mehr Wasser in den Weißwein.

Wie soll ich Spitzenleistungen erlaufen, wenn mein Kopf weiß, dass meine Speicher ratzekahl leer sind? Gefühlte Schwäche ist noch schlimmer als reale. Nach einer Fressorgie bei Tino war ich früher mental bestens aufgestellt. Die Speicher fühlten sich proppevoll an, und das Gewissen mahnte: Lauf um dein Leben, einfach so, zum Spaß. Heute habe ich Angst vor einem Linseninfarkt mit Tofudurchbruch. Mona ist schuld an einem Sommer ohne Leistungsexplosion.

Fakten, Fragen, Tipps und Mythen rund ums perfekte Läufer-Dinner

Geburtstagsbrunch, Firmenfeier, Weihnachtsessen – wie vermeidet man solche kulinarischen Versuchungen?
Gar nicht.

Stimmt es, dass man auch als Läufer mal richtig schlemmen sollte?
Ja. Genussvoll speisen ist gut für die Läuferseele. Das können auch gern mal ein paar Gänge sein. Man sollte aber darauf achten, dass

das Mahl nicht in sinnloser Völlerei endet. Und wenn schon, sollte man auch gleich einen ordentlichen Schwips dazupacken.

Gibt es dennoch Regeln, die man beachten kann?
Nie ausgehungert an den Tisch setzen. Wer hungrig ist, hat weniger Kontrolle über das, was er isst. Vor einem üppigen Menü eine klare Suppe essen, einen Salat oder etwas Brot – wirkt appetitzügelnd. Lieber mehrere kleine Gänge als wenige große essen – so merkt man schneller, dass man satt ist.

Hilft es, während des Menüs große Mengen Wasser zu trinken?
Zu viel Wasser füllt kurzfristig den Magen; man nimmt unter Umständen kleinere Portionen zu sich. Wenn man größere Mengen trinkt, verändert das aber den Mageninhalt und verlangsamt die ersten Schritte der Verdauung, weil die Magensäure verdünnt wird. Prinzipiell gilt: Kleine Mengen Wasser zum Essen schaden nicht.

Stimmt es, dass ich gesünder bin, wenn ich mich gesund ernähre?
Selbst die gesündeste Ernährung ändert nichts am Risiko, krank zu werden. Wenn man den Empfehlungen der Ernährungsexperten folgt, kann man vielleicht das Herzinfarkt- oder Schlaganfallrisiko ein wenig senken – aber nur als Mann. Bei Frauen konnte kein Zusammenhang zwischen Ernährung und Risiko festgestellt werden. Man lebt deswegen nicht länger – man stirbt nur an etwas anderem.

Darf's auch mal ein Gänsebraten sein?
Dagegen spricht nichts. Die Gans liefert reichlich Energie. Aber die Haut besser weglassen, denn hier sitzt das meiste Fett. Sauce sparsam dosieren, Joghurt statt Sahne. Der Rotkohl dazu ist reich an Folsäure, Vitamin C und E, Ballast- und Gerbstoffen. Wer dann noch Salzkartoffeln statt Klößen isst, bewegt sich schon fast auf Diätpfaden.

Was tun, wenn ich eine Überdosis Dominosteine gegessen habe?
Nur keine Panik. Einen kleinen Grappa hinterher, gegen das schlechte Gewissen. Erstmal auf dem Sofa verschnaufen. Über einen kleinen, ruhigen Lauf nachdenken. Laufschuhe anziehen. Und los.

Hilft der Schnaps danach?
Nur Kräuterschnaps regt wirklich die Verdauung an. Ein Kräutertee hat die gleiche Wirkung oder das Würzen des Essens mit Kräutern wie Kümmel, Lorbeer, Bohnenkraut und Fenchel. Alkohol hemmt die Fettverdauung – das Verdauungsschnäpschen hilft also nicht wirklich. Schmeckt aber trotzdem.

Und was ist mit Glühwein?
Gesundheitsapostel verlängern Roiboosh-Tee mit Traubensaft – schmeckt fast wie Glühwein.

Obsttorte statt Lebkuchen, Honigkuchen und Pfeffernüsse statt Kokosmakronen? Müssen Läufer zu Weihnachten immer ans Fett denken, dürfen sie nicht ein Stück Stollen essen?
Doch. Dresdner Stollen hat reichlich Ballaststoffe und Kalium durch Rosinen und Korinthen, Calcium, Magnesium, Eisen und sogar mehrfach ungesättigte Fettsäuren durch Mandeln.

Es gilt:
Wenn du unbemerkt von den strengen Augen der Gattin oder anderen Familienmitgliedern oder Lauffreunden etwas isst, dann zählt es nicht für die Kalorienbilanz.

■ TIPP: Nase zu und durch: Wer täglich einen halben Teelöffel Zimt isst, nimmt ab, sagen Experten. Jedenfalls senkt Zimt den Blutzuckerspiegel um bis zu 30 Prozent.

REZEPTE

Achims perfektes Läufer-Dinner

Ein Traum-Menü. Weil ich es mir wert bin.

 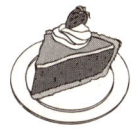 

SALAT

Eiersalat mit Mayonnaise

20 Eier
1 Glas Mayonnaise
1 Becher Sahne
Pfeffer, Salz

Eier hartkochen, schälen, abkühlen lassen. Mayonnaise zusammen mit der Sahne, Pfeffer und Salz gut verrühren. Die Eier mit einem Eierschneider in Scheiben teilen, in die Sauce geben. 3 bis 4 Stunden kaltstellen.

Bruschetta fürs Immunsystem

(für 6 Personen)

1 kg Strauchtomaten
2–3 Zwiebeln
4 Zehen Knoblauch
Meersalz, Pfeffer
Olivenöl
Balsamico-Essig
1 Ciabatta-Brot oder Weißbrot
1 Bund Basilikum

Tomaten entkernen und in kleine Würfel schneiden. Die Zwiebeln in feine Würfel schneiden und zu den Tomaten in eine Schüssel geben. Drei Zehen Knoblauch schälen, auspressen und in die Schüssel geben. Mit Salz und Pfeffer würzen, ziehen lassen und dann mit Olivenöl auffüllen, mit etwas Balsamico-Essig abschmecken.

Das Brot im Ofen bei zirka 200 Grad rösten, bis es kross ist, herausnehmen. Mit der letzten Zehe Knoblauch einreiben. Das Basilikum kleinhacken, in die Schüssel mit den Tomaten geben, Knoblauch und den Zwiebeln kurz abschmecken. Zusammen mit dem Brot servieren und selbst belegen – bei Bedarf dazu Käse wie Mozzarella oder Parmesan.

Carpaccio

(für 4 Personen)
Fleisch bedeutet Eisen

Balsamico-Essig
200 g Rinderfilet oder Roastbeef, hauchdünn geschnitten
$1/_2$ Stück Parmesan, frisch gehobelt
Salz, Pfeffer
Saft einer Zitrone
Olivenöl

4 Teller mit Balsamico beträufeln und mit einem Pinsel so verteilen, dass der gesamte Teller dünn bedeckt ist. Die dünnen Rin-
derfilet-Scheiben auf die Teller legen, den Parmesan sehr dünn
darüberhobeln. Mit Salz, Zitronensaft und Pfeffer würzen, das
Olivenöl darüberträufeln.
Dann gleich mit dem Baguette servieren. Filet beim Metzger in
dünne Scheiben schneiden lassen oder zwischen zwei Gefrier-
beuteln flachklopfen.

Pizza Diavolo

(1 Blech)

Für den Teig:

300 g Mehl
1 Trockenhefe
1 TL Zucker
150 ml warmes Wasser
1 TL Salz
1 EL Olivenöl

Für die Sauce:

2–5 Knoblauchzehen (nach Geschmack)
2 TL Olivenöl
1 EL Tomatenmark
1 Dose Pizza-Tomaten
Salz, Pfeffer, Prise Zucker
Basilikum, Rosmarin, Thymian

Für den Belag:

1 EL Öl
6–10 eingelegte Peperoni (nach Geschmack)
2 Zwiebeln (nach Geschmack)
100 g scharfe Salami in dünnen Scheiben
250 g Mozzarella, 200 g Provolone
Oliven
Salz, Pfeffer, Cayennepfeffer

Für den Teig Mehl in eine Schüssel sieben und mit Hefe und Zucker mischen. Wasser, Salz und Öl zugeben und alles zu einem glatten Teig verkneten. An einem warmen Ort abgedeckt 30 Minuten gehen lassen. Blech leicht fetten, Teig darauf ausbreiten. Abdecken und nochmal gehen lassen, solange der Belag vorbereitet wird.

Für die Sauce die Knoblauchzehen abziehen und fein hacken. Im heißen Öl kurz andünsten, das Tomatenmark kurz darin anschwitzen, mit den Tomaten ablöschen.

Die Sauce bei geringer Hitze etwa 10 Minuten einköcheln lassen. Inzwischen die Paprikaschoten putzen, Kerne entfernen und in Streifen schneiden.

Nun die Sauce mit Salz, Pfeffer und Kräutern abschmecken und auf dem Pizzateig verteilen. Die Zwiebeln abziehen, halbieren und in Ringe schneiden, mit den Peperoni und Oliven auf der Pizza verteilen. Die Salamischeiben drauf. Mit Salz, Pfeffer und Cayennepfeffer abschmecken. Zum Schluss Mozzarella und Provolone in Scheiben schneiden und auf dem Belag verteilen. Auf der mittleren Schiene etwa 15 bis 20 Minuten bei 250 Grad Umluft knusprig backen.

Kohlrouladen

(für 4 Personen)
denn Kohl stärkt die Abwehrkräfte

1 Wirsing oder Weißkohl
500 g Hackfleisch, halb und halb
1 Ei
1 altbackenes Brötchen
1–2 EL Senf, mittelscharf (oder 1–2 TL Senf, scharf)
1 Zwiebel
Salz, Pfeffer
1 EL Ketchup
400 ml Brühe
200 ml Sahne

Acht schöne Blätter vom Kohl trennen, die dicken Enden (»Rippen«) abschneiden, die Blätter in kochendem Wasser blanchieren. In kaltem Wasser abschrecken und mit Küchenpapier antrocknen. Den Hackfleischteig zubereiten: Vermengt werden Hackfleisch, ein Ei, ein eingeweichtes und ausgedrücktes Brötchen, 1–2 EL mittelscharfer Senf, eine geriebene Zwiebel, ordentlich Salz, Pfeffer und 1 EL Ketchup. In kleinen Häufchen auf den ausgelegten Kohlblättern verteilen, zusammenrollen und mit Küchengarn oder Zwirn zusammenbinden. Die Kohlrouladen anbraten, bis sie Farbe bekommen, dann mit Gemüsebrühe aufgießen. Die Rouladen zugedeckt für eine halbe Stunde herausnehmen, währenddessen die Sahne zur Flüssigkeit geben, etwas einkochen lassen oder leicht abbinden. Mit etwas Salz und Pfeffer abschmecken und als Soße zu den Kohlrouladen reichen.
Als Beilage Kartoffelpüree.

Münsteraner Pferdegulasch nach Hausfrauenart

(für 3–4 Personen)

600 g Pferdefleisch
300 g passierte Tomaten
70 g Butter
1 große Karotte
1 Zwiebel
$^1/_2$ Sellerie
1 Zweig Rosmarin
$^1/_2$ Glas trockener Weißwein
einige Salbeiblätter
Mehl
Fleischbrühe
Salz und Pfeffer aus der Mühle

Das Fleisch leicht bemehlen, gut würzen und zusammen mit der Butter in einer Kasserolle braun anbraten. Das zerkleinerte Gemüse, die fein gehackten Kräuter und die Tomaten zugeben. Die Brühe mit dem Wein vermischen und über das Fleisch gießen. Alles salzen und pfeffern und etwa 1,5 Stunden garen lassen. Dazu eignen sich Polenta, Reis oder Spätzle.

☛ Pferdefleisch hat nur halb so viel Fett wie Rind und ist auch beim älteren Tier zart. Die rote Muskelfarbe stammt vom hohen Eisengehalt. Pferd enthält dreimal mehr Calcium und nur halb so viel Natrium wie Rind. Dank hohem Glykogengehalt schmeckt es leicht süß.

ROSSMETZGEREI SCHMELTER, Münster, Westfalen

Mascarpone-Crème

(für 4 Personen)

3 Eigelb
1 EL Zucker
3 EL Amaretto-Likör
300 g Mascarpone
100 g Quark
3 Eiweiß
100 g Amarettini
12 Amarenakirschen mit Saft (Glas) oder ein paar weitere Ameret-
tini für die Deko

Eigelb und Zucker zu einer dickflüssigen Crème verrühren. Likör dazugeben. Mascarpone und Quark esslöffelweise unterziehen. Eiweiß steifschlagen und unter die Crème heben. Amarettini etwas zerbröseln, abwechselnd mit der Crème in eine große Glasschale oder in vier Gläser füllen und etwas kalt stellen. Amaretto-Crème mit Amarenakirschen und etwas Saft oder mit Amarettini garnieren.

Powerbar-Tarte au Citron

Für den Teig:
40 g Zucker
100 g Butter (plus etwas Butter zum Auflösen der Powerbars)
150 g Mehl
2 Powerbars Performance Chocolate
1 Prise Salz

Für den Belag:
200 g Zucker
2 Eier
2 Eigelb zusätzlich
Saft von 2 Zitronen
Schale von 4 Zitronen
80 g Butter

Mürbeteig zubereiten:
Zucker, Butter und Mehl in ein Rührgefäß geben. Etwas Butter in Pfanne oder Topf zerfließen lassen und die Powerbars dazugeben, erhitzen, bis sie weich sind, dann zu Zucker, Butter, Mehl und Salz geben und alles (am besten mit Knethaken) zu einem Teig kneten. Teig zirka eine halbe Stunde lang abgedeckt kalt stellen. Dann dünn in die gebutterte Tarteform geben, mehrmals mit einer Gabel einstechen und zirka 30 Minuten bei 150 Grad backen.

Für den Belag:
Zucker, Eier zuzüglich Eigelb in einem Topf verrühren und erhitzen. Den Zitronensaft und die -schale hinzugeben, vom Herd nehmen. Die Butter auslassen, dazugeben und alles gut verrühren. Die Masse sollte dickflüssig werden, gegebenenfalls nochmal erhitzen und/oder etwas Mehl dazugeben. Auf den gebackenen Boden geben und weitere 30 Minuten bei 150 Grad backen.

Die Köche

Philippe Lemoine
Küchenchef im Berliner
Restaurant »Borchardt«

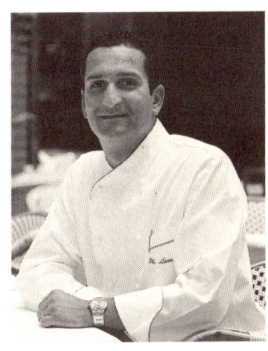

Der Spitzenkoch begann seine Kar-
riere 1986 im Restaurant »Le Fouquet«
an der Pariser Champs Elysées. Wenige Jahre später ging er nach New
York, um Küchenchef im La Boite
En Bois zu werden, bis er in seine
Heimat zurückkehrte, um im Luxus-
hotel George V. zu kochen. 1996 zog Lemoine nach Berlin, arbeitete zunächst in der Crew des Berliner Kochs Siggi Rockendorf,
bevor er im Juli 2000 die Küche im Restaurant »Borchardt« an
der Französischen Straße übernahm. »Kochen«, sagt er, »ist Leidenschaft, Spaß, Hobby und Sport.«

Günter Windhorst
Barkeeper

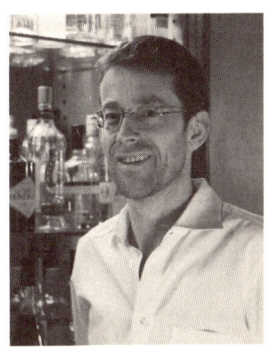

Günter Windhorst ist Besitzer der
»Windhorst Bar & Lounge« in Berlin Mitte, die zu den besten Cocktail-
bars der Stadt zählt. Seit 1999 versorgt er seine Gäste, zu denen auch
Achim gehört, mit hochprozentigen
Getränken und Tapas. Er ist schuld
an so manch einem Trainingsausfall,
den Achim nach einem langen Abend an der Theke verwinden
musste. Windhorst hat sich exklusiv für dieses Buch in die He-

xenküche begeben und neue Drinks mit des Läufers liebsten Nahrungsergänzungsmitteln gezaubert.

Torsten Oelscher alias Parisian
Chefkoch der Achilles-Läufercommunity

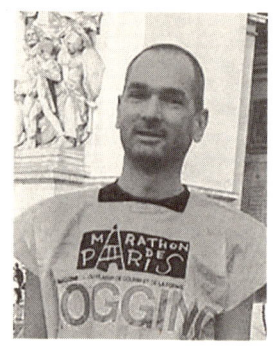

Torsten Oelscher hat jahrelang Kette geraucht, bevor er 2006 beschloss, sein Leben gründlich umzukrempeln. Er warf die Zigaretten in den Müll und stieg aufs Mountainbike, später in die Laufschuhe. 2009 lief Oelscher seinen ersten Marathon in Paris. Das Kochen brachte der Läufer sich als Kind selbst bei, weil beide Eltern berufstätig waren. Sein Credo heute: »Ohne hochwertige Produkte keine hochwertige Mahlzeit.«
Torsten Oelscher und seine Frau leben und arbeiten gemeinsam als Fotografen in Paris. (Foto: © www.beth.oelscher.net)

Olaf Hagen
Achilles-Läufer und Koch

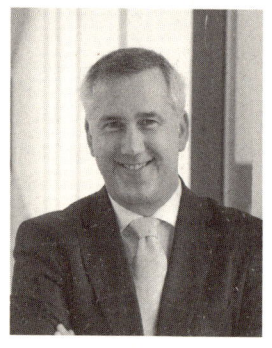

Olaf Hagen ist gelernter Koch und Hotelfachmann; er arbeitet bei den Accor Hotels als Personalmanager. Nach fast 20 Jahren ohne Sport und mit zu viel Arbeit hat er 2007 angefangen zu laufen, erst kleine Firmenläufe, ein Jahr später Halbmarathon in Palma. Im Jahr 2011 soll der erste Marathon folgen. Seine Motivation: »Ich werde keine Weltrekorde mehr holen, aber das Laufen bringt mir nicht nur einen

gesunden Körper, sondern neue Energie für Beruf und Privat-
leben.« Die Liebe zum Kochen ist bis heute erhalten geblieben.

Susan Mücke

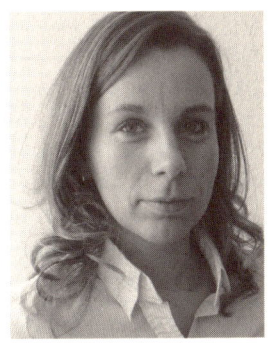

Susan Mücke ist Achilles' Redakteu-
rin. Ihren hart erarbeiteten Lohn
trägt sie Monat für Monat in ein Fitnessstudio, das sie sogar hin und
wieder aufsucht. Alibimäßig, um in
Ruhe fernzusehen und zu lesen, Chi-
nesisch-Vokabeln zu lernen und vor
allem hinterher ordentlich zu futtern. Am liebsten isst sie Pasta in
(fast) allen Variationen, Rindfleischrouladen und Dresdner Eier-
schecke. Ab und zu darfs auch ein Salat sein. Motto beim Kochen:
Hauptsache, mir schmeckts.

Carla Mönig

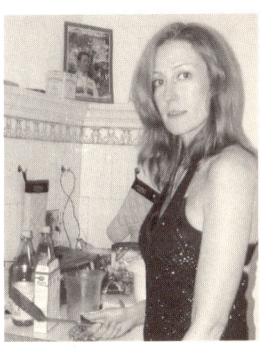

Carla Mönig arbeitet seit 2009 im
Achilles-Team und hat für dieses
Buch in aufopferungsvoller Selbst-
erfahrung Rezepte ausgewählt und
getestet. Die Romanistin läuft mehr
oder weniger regelmäßig, um so viel
essen zu können, wie sie will, ohne
zuzunehmen – und das ist sehr viel.
Sie isst ausgewogen: abends vor einem
längerem Lauf Dinkelpasta, hinterher Nüsschen und Schokolade.
Zum Frühstück gibt es Müsli mit Haferflocken – zumindest behauptet sie das.

Mit dem allerherzlichsten Dank an Philippe Lemoine (Restaurant »Borchardt«, Berlin), Günter Windhorst (»Bar Windhorst«, Berlin), Mona, Susan Mücke, Carla Mönig, Jens Karraß, Piet Könnicke, Dr. Ute Gola, Dr. Dirk Pajonk, Torsten Oelscher alias Parisian, Olaf Hagen, Rossmetzgerei Schmelter aus Münster, Alf Dahl, Dirk Meurer, die vielen Läufer aus der Achilles-Community, die Rezepte, Tipps und Erfahrungen beigesteuert haben sowie an die »Osteria Ribaltone« und die »Salumeria Gusto« für kontinuierliche Kohlenhydrat-Versorgung.